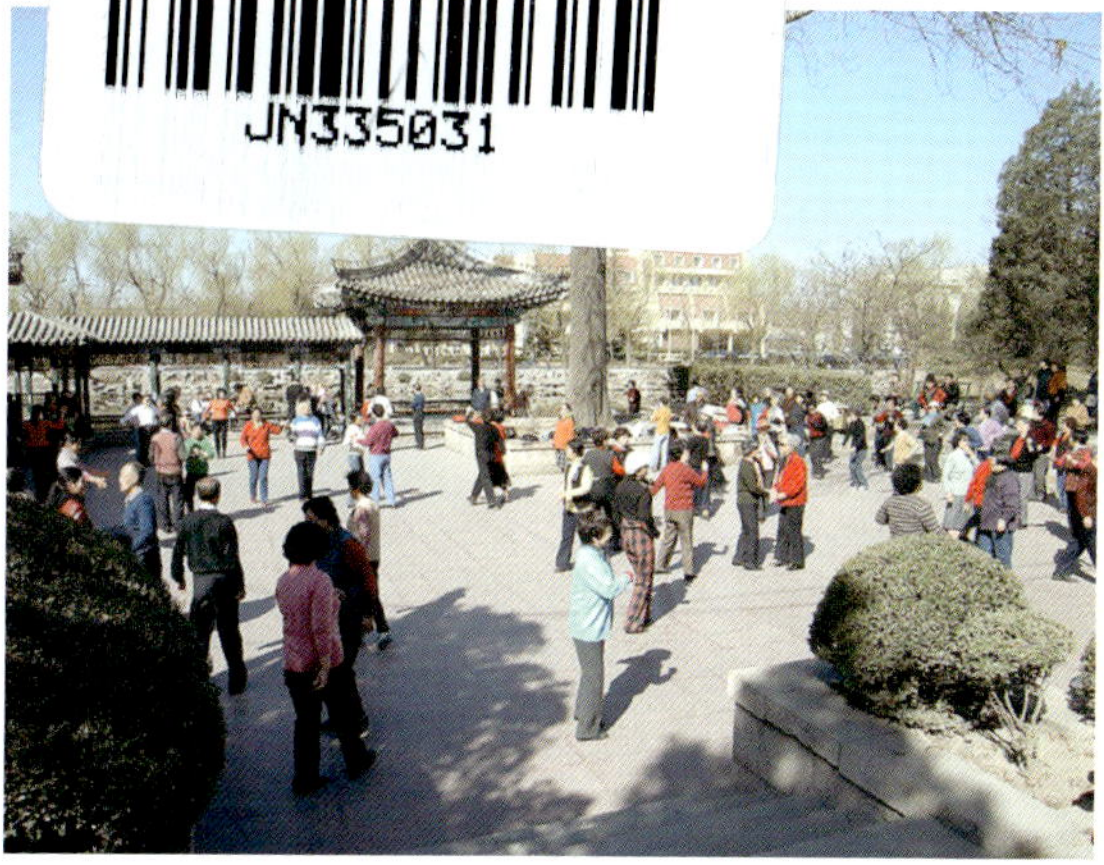

口絵 1　北京の名門大学・清華大学内の公園で運動をする老人たち。社交ダンス，ゴーゴーダンス，パラパラダンス，体操などいろいろなグループがある（2006 年 3 月）。

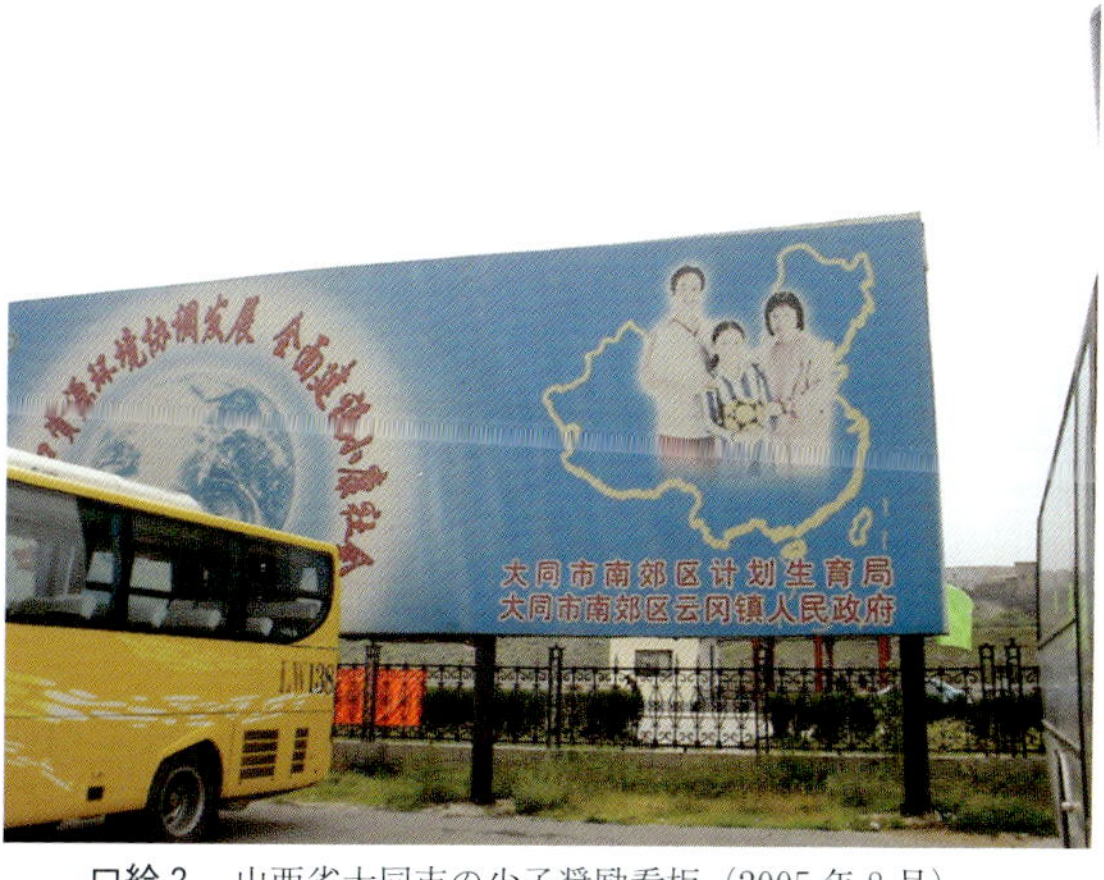

口絵 2　山西省大同市の少子奨励看板（2005 年 8 月）。

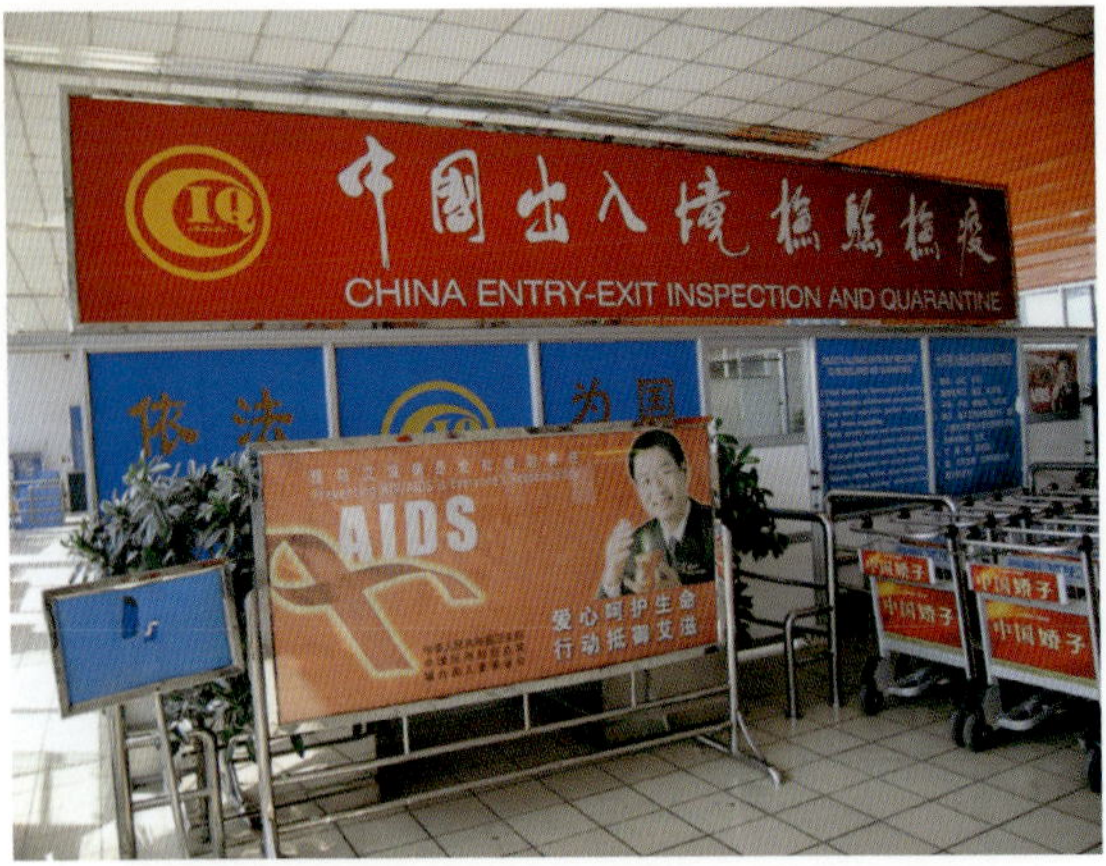

口絵 3　ウルムチ空港のエイズ予防啓蒙看板。他の看板よりも一番目立つように前にある。モデルは人気俳優の濮存昕（Pu Cunxin）(2006 年 3 月)。

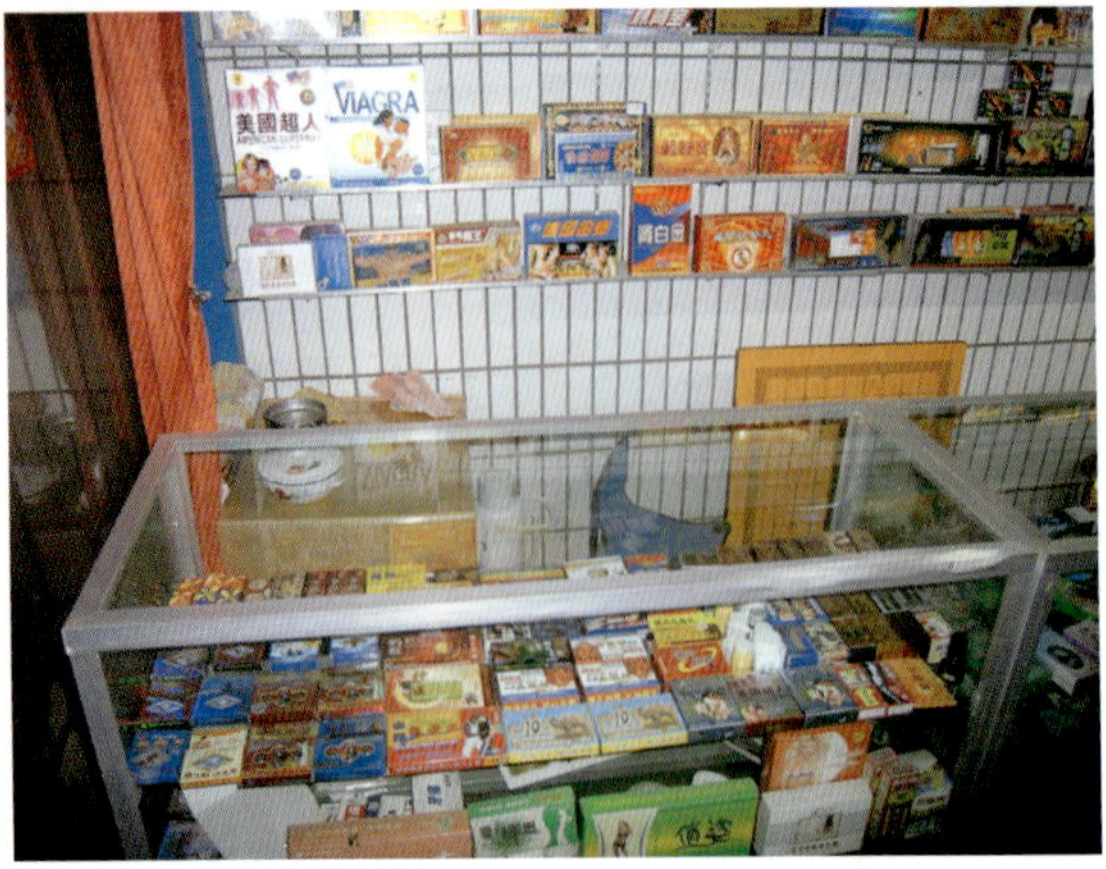

口絵 4　新疆ウイグル自治区・カシュガル市の元英国領事館であったチンバック・ホテル（其尼瓦克賓館）入り口付近の成人保健用品店。中国製であっても，美国（アメリカ）や徳国（ドイツ）と書いてある（2006 年 3 月）。

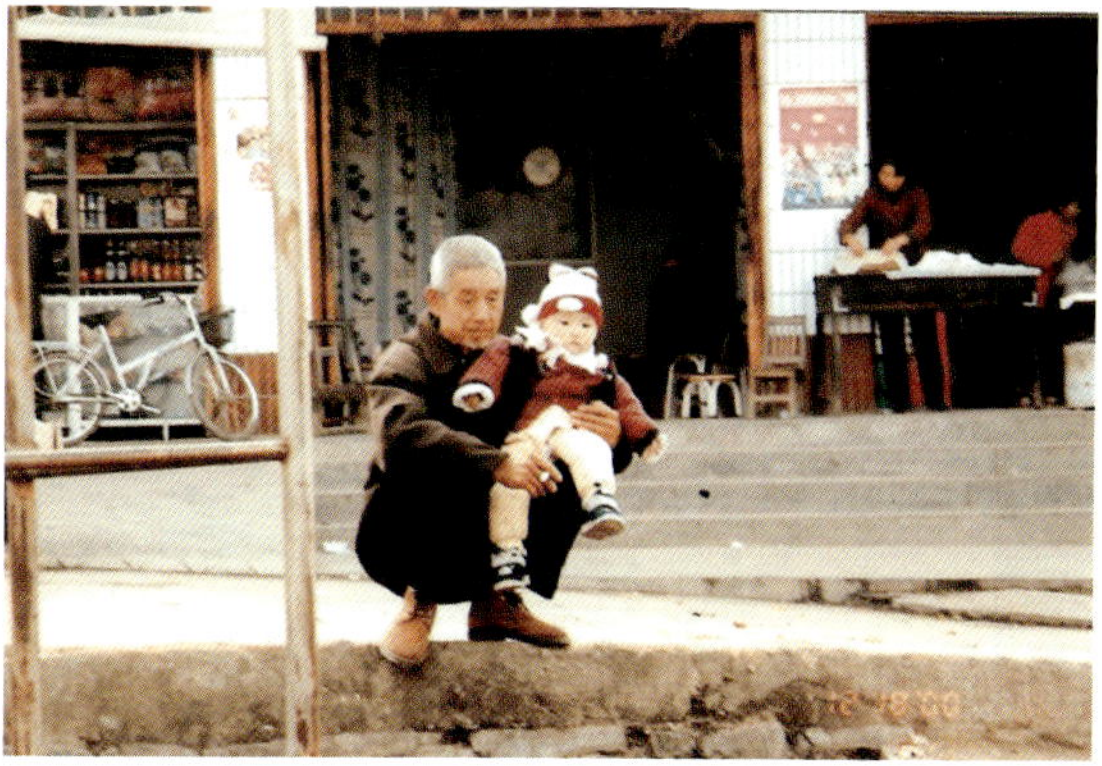

口絵 5　陝西省の奥地で，島を去る人々の見送りをする老人。孫を大事に抱いているが，喫煙をしており，子供は受動喫煙にさらされている（2000 年 12 月）。

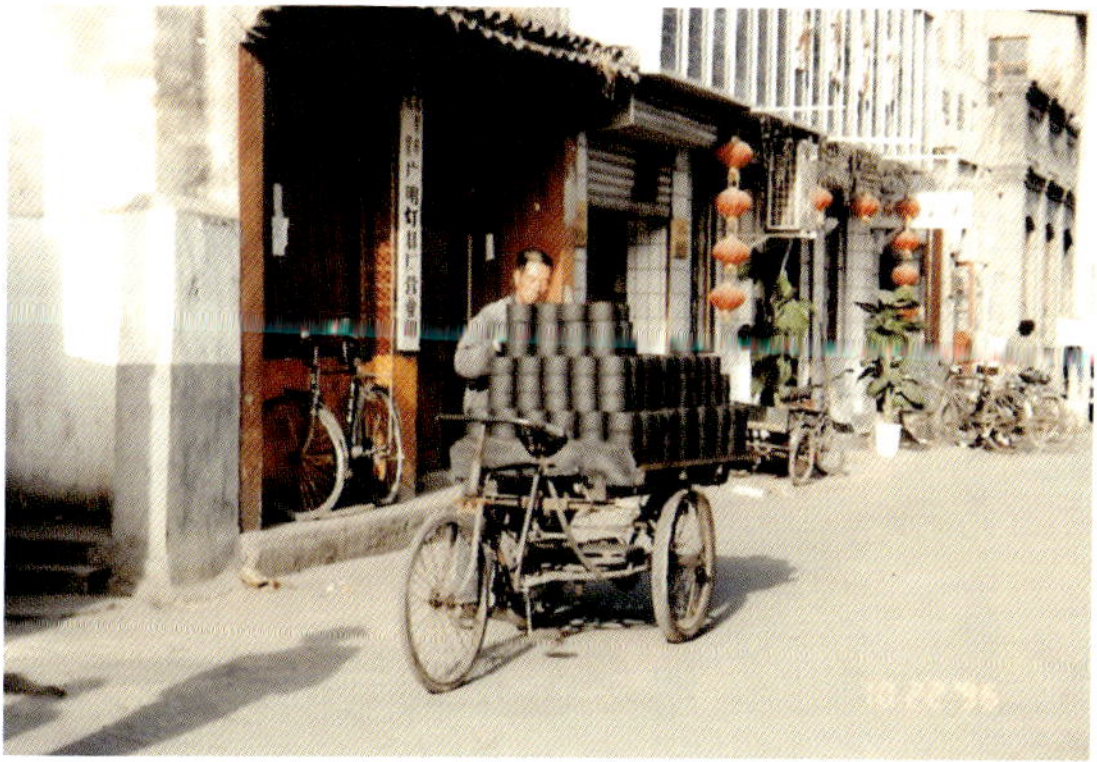

口絵 6　料理のための燃料や暖房に使用する石炭。質があまりよくなく，公衆衛生的には健康への影響が気になるところである。喫煙と並んで室内空気汚染の要因である。北京市内，天安門広場の南に広がる胡同（Hutong）にて（1996 年 11 月）。

Looking at China
with international health sector policy perspectives

Kyushu University Asia Library Vol. 8

Junko Otani

Kyushu University Press

2007

目次

第Ⅰ部　概　観

機関・基金・協定等名および略称一覧

アジア開発銀行	ADB
東南アジア諸国連合	ASEAN
オーストラリア国際開発庁（ODA）	AUSAID
疾病予防管理センター	CDC
英国国際開発省（元英国外務省傘下であった海外援助庁（ODA）が独立）	DFID
世界保健機関（WHO）東地中海地域事務局	EMRO
国連アジア太平洋経済社会委員会	ESCAP
世界保健機関（WHO）ヨーロッパ地域事務局	EURO
国連食糧農業機関	FAO
関税および貿易に関する一般協定	GATT
グローバル児童ワクチン基金	GAVI
世界エイズ結核マラリア対策基金	GFATM
国際復興開発銀行（第１世銀）	IBRD
国連人口と開発会議	ICPD
国際開発協会（第２世銀）	IDA
国際農業開発基金	IFAD
国際保健規制	IHR
国際労働機関	ILO
国際協力銀行	JBIC
独立行政法人国際協力機構（前身：国際協力事業団）	JICA
経済協力開発機構	OECD
世界保健機関（WHO）東南アジア地域事務局	SEARO
中国国家食品薬品監督管理局	SFDA
衛生植物検疫措置の適用に関する協定	SPS
貿易の技術的障害に関する協定	TBT
知的所有権の貿易関連の側面に関する協定	TRIPS
国連エイズ計画	UNAIDS
国連開発計画	UNDP
国連人口基金	UNFPA
国連児童基金	UNICEF
国連工業開発機関	UNIDO
HIV/エイズに関する国連テーマグループ	UNTGAIDS
国連世界食糧計画	WFP
世界保健総会	WHA
世界保健機関	WHO
世界知的所有権機関	WIPO
世界保健機関（WHO）西太平洋地域事務局	WPRO
世界貿易機関	WTO

第Ⅰ部　概　観

第一章　広大な中国

はじめに

中国の経済発展は目を見張るものがあり、国連開発計画（UNDP）の人間開発指数[*1]（HDI）においても、めざましい発展を遂げている。一九七五年には人間開発指数は〇・五二二であったのが、二〇〇〇年には〇・七二六（一七三ヵ国中、九六位）、二〇〇三年には〇・七四六、二〇〇四年には〇・七六八と年々改善し、世界一七七ヵ国中、八一位になり、まだ「中級」の範疇であるが上昇傾向にある。その改善には、国家予算が年間一七・五％増加しているなかで、一九九五年以来、毎年、保健と教育という社会セクターの予算が年間一四・二％増加していることも寄与している。

一方、国内の経済格差は拡大しており、一九七八年にジニ係数[*2]は〇・一六であったのが、二〇〇〇年には〇・三二に拡大した。農村部においては、同時期、ジニ係数が〇・二一二から〇・三三に拡大した。国際的経験から言うと、ジニ係数が〇・四を超えると社会緊張不安が始まるとされており、格差拡大は今後の中国政府の課題である。

本書では、中国の国際保健衛生分野の政策、そして保健セクターを通して社会開発の仕事に携わった経験からみた魅力あふれる中国について紹介し、同時に、国際保健の仕事の一部を紹介したい。

1 経済成長と拡大する格差

この節では、社会開発で使われるHDIをまず中国全体でみて世界の中での状況を考察し、次にそれを各省ごとにみることで、中国と一口で言っても広大な国であり、国内格差があることを示す。

表1－1はHDIのうち、中国の概要をあらわす指数を表にまとめたものである。中国のHDIは、国全体としては改善している（図1－1）。しかし一方で、地域格差は拡大している（図1－2）。中国における国際比較の指標を見るときに注意しなければいけないのは、中国が広大

表1－1　中国のHDI

	2002年	2003年 全　国	2003年 都市人口	2003年 農村人口
出生率（1,000人当たり）		12.41		
平均寿命（年） 男女別	71.9(2004年)	71.4 男 69.63 女 73.33	75.21 男 73.21 女 79.51	69.55 男 67.94 女 71.31
成人識字率（％）	90.9(2004年)			
非識字・半非識字率（％） 男女別		10.95 男　6.12 女 15.85		
全人口（百万人）	1,294.9			
人口成長率（‰）	6.95			
都市部人口（％）	37.7			
15歳以下人口の割合（％）	23.7			
65歳以上人口の割合（％）	7.1			
1人当たりGDP	989 （国際＄）	9,101 （人民元）	16,307 （人民元）	5,047 （人民元）
GDP（百万米ドル）	1,266.1			
農村において世帯主が貧困ライン以下（1日当たり1米ドル）の割合（％）	11.5 (1998年)			
国際貧困ラインより下の人口の割合（％）	8 (2000年)			
安全な水へのアクセスのある人口の割合（％）	75 (1999年)			
低体重の5歳以下の子供の割合（％）	10 (1998年)			
初等教育進学率（％）	98.6			
初等教育の男女比（女子の男子に対する割合）	90			
5歳以下の死亡率（1,000新生児当たり）	36 (2001年)			
妊産婦死亡率（100,000新生児当たり）	53 (2000年)			

出典：国連開発計画人間開発報告（2004年）と国連開発計画中国人間開発報告書（2005年），中国国連ミレニアム開発目標報告書（2003年）をもとに筆者作成

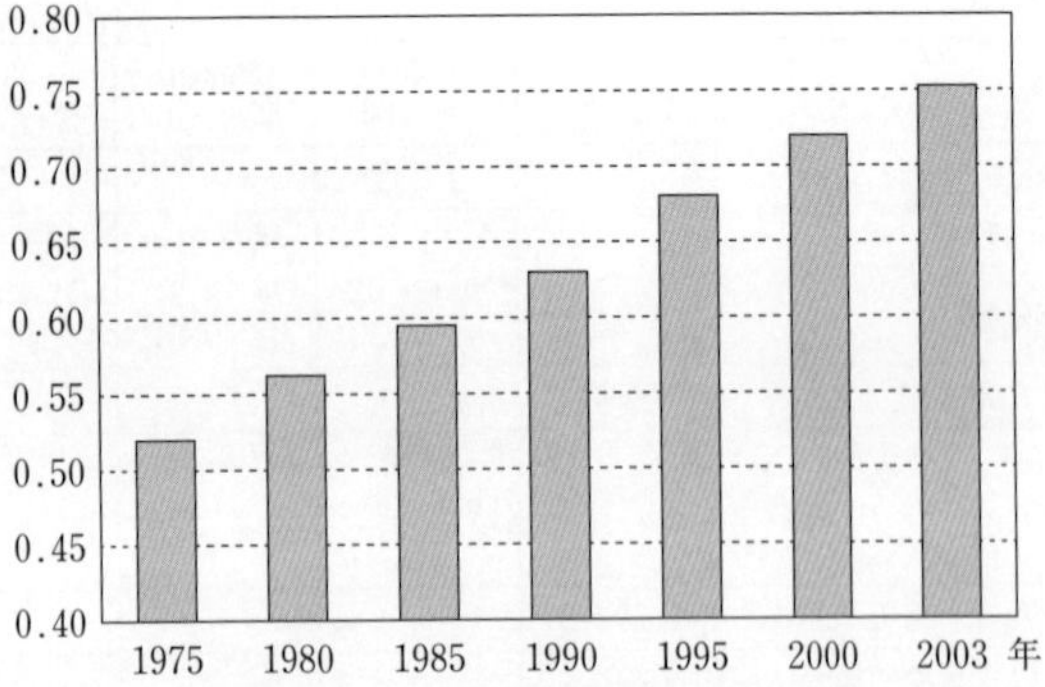

図 1－1　中国の HDI の変遷

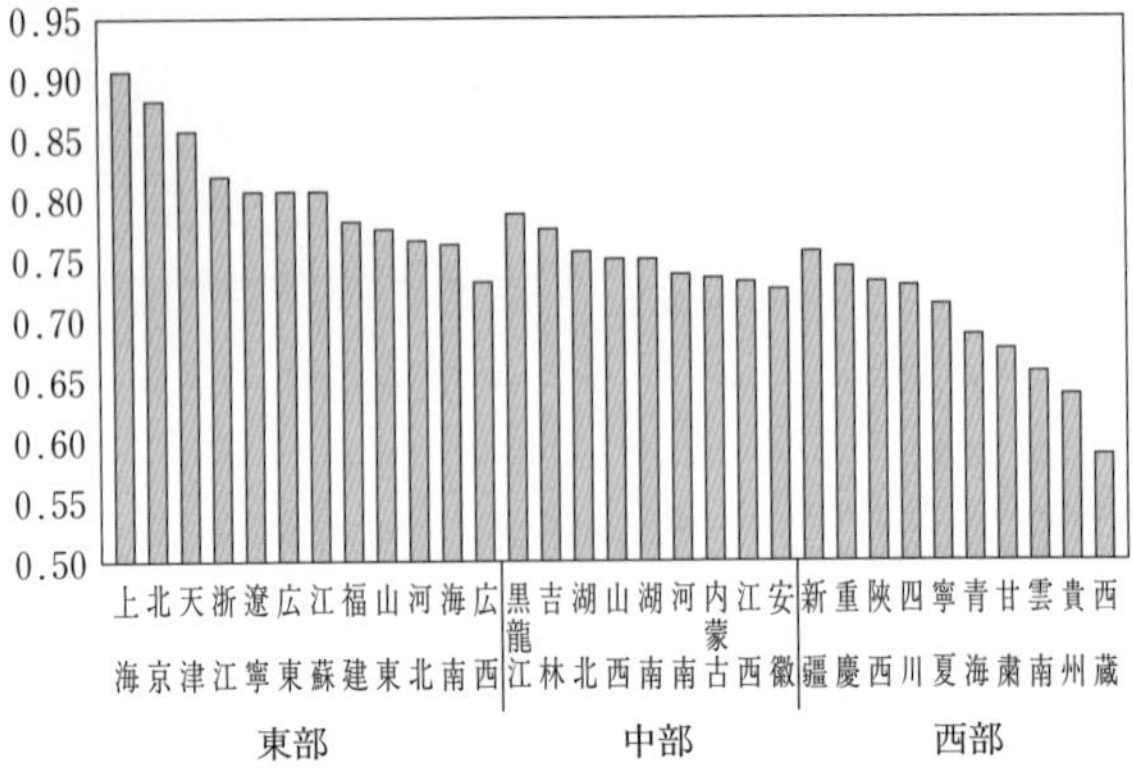

図 1－2　2003 年中国省別 HDI

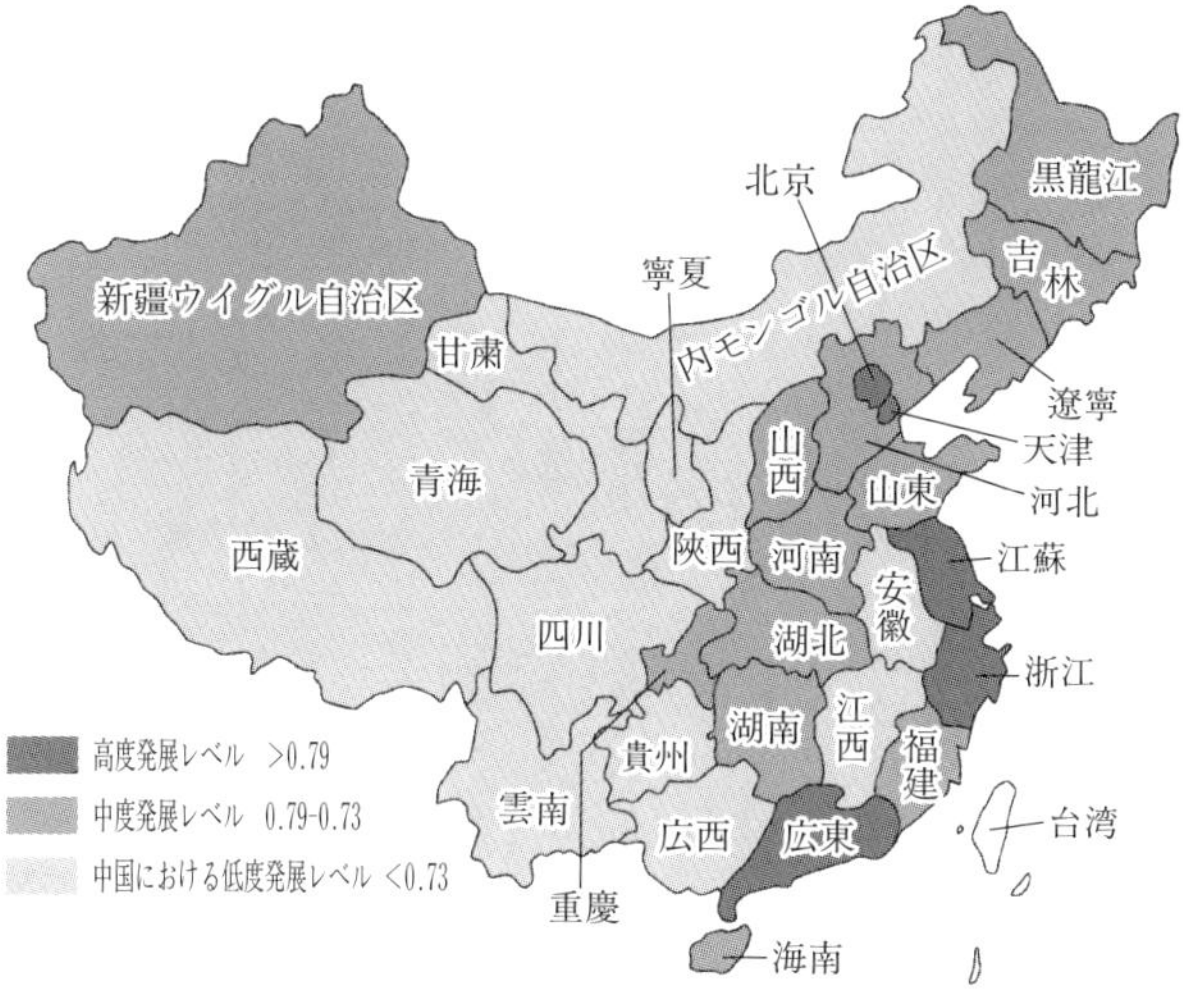

図１－３　中国の HDI 分布

であるということである。全国平均をみただけでは、国内格差があるので、現実がわからない。ＨＤＩにおいては、上海の〇・九からチベット（西蔵）の〇・五九まで幅があり、その差は三〇％に及ぶ。図１－３は、ＨＤＩを〇・八と〇・七三で区切った三段階にわけて省別に色分けしたものである。一般的に沿岸部の発展と西部の遅れが浮かび上がってくるが、各省は日本より大きく、それぞれの省内でさらに都市部と農村部などで格差が大きく存在することも付け加えておこう。

出生時平均余命は新中国建国当時の三五歳から、大幅に改善され、二〇〇〇年には七一・四歳にまで延びている。日本も一九四九年ではまだ五〇歳であったが、その後、世界的な抗生物質の発明と普及が大幅に死亡率低下に貢献し、日本だけでなく世界的にほとんどの国で出生時平均余命が改善した。また、合計特殊出生率は、二〇〇〇年で一・八と、総人口の増減なしに維持するのに必要な置換率二・一を下回っている。

中国国内の各地域で国内総生産（GDP）を比較すると、沿岸部が経済的に最も発展しており、西部が遅れている。内モンゴルは、酪農業で成功し、GDPが上がった。酪農業の成功の結果、おいしいヨーグルトや新鮮な牛乳が人々の日々の食卓に並ぶようになったのも、中国人民の食生活と栄養バランスによい影響を与えている例である。一九九七年頃は、北京の外国人客も多い国際貿易センター地下の高級スーパーでさえ、紙パック入りの新鮮な牛乳は買えなかったが、二〇〇一年に北京に赴任したときは、地元の人々が利用する普通のスーパーでも一リットル六元ほどで買えるようになっていた。

2　都市部と農村別死因の上位を占める疾患

表1-2に、中国の都市部と農村においてそれぞれの死因の上位をしめる疾患を示す。一般的に、経済水準や衛生水準の向上により感染症等の発病率が減少してきている一方、悪性腫瘍、脳血管系・循環器系の疾患が増加し、先進国型の疾病構造に徐々に近づいている。特に都市部では

表1－2　主要疾病別にみた都市部と農村別死因

順位	都　市　部	農　　村
1	癌　腫瘍(23.9%)	呼吸器系疾患(22%)
2	脳卒中(脳梗塞, 脳出血)(21.6%)	癌　腫瘍(18.4%)
3	心疾患(16.8%)	脳卒中(脳梗塞, 脳出血)(18.4%)
4	呼吸器系疾患(13.9%)	心疾患(12.4%)
5	傷害(6.3%)	傷害(11%)
6	消化器系疾患(3%)	消化器系疾患(4%)
7	内分泌系疾患(2.9%)	泌尿器系疾患(1.5%)
8	神経精神系疾患(2%)	出生前環境条件(1.3%)
9	泌尿器系疾患(1.5%)	肺結核(1.3%)
10	その他(8.1%)	その他(9.7%)

出典：中国衛生部（2002年）

慢性疾患患者が多い。他方、農村部では、肺結核を含む感染症、新生児感染症等も依然として多く、感染症及び非感染症の両者の対策が必要となっている。

また、世界戦略的に感染症対策の対象として重視されている感染症（ＨＩＶ／エイズ、結核、マラリア、ポリオ、寄生虫症）は、すべて中国においても対策が必要とされている。ポリオについては、一九九三年より、日本も、無償資金協力、プロジェクト技術協力等により、ポリオワクチンの一斉投与、急性弛緩性麻痺（ＡＦＰ）サーベイランス等に対する協力を行ったが、この国際協力も、二〇〇〇年に行われた野生株ポリオの根絶宣言にいたる前進に貢献したといえよう。

それぞれの疾病に関しては、各章で取り上

げたい。

3　流動人口——経済成長を支える二億人の国内移民労働者——

中国では、一九五八年に政府が戸籍（戸口）制度[*3]を制定し、実質、人々の自由な土地間の移動を制限した。八〇年代に入ってからは、長く続いた規制は緩和されはじめたが、農村籍には、都市籍と同じような進学や就職の機会はなかなか得ることが出来なかった。国内出稼ぎ労働者、すなわち流動人口は、都市に移っても、都市籍がないために、子供の教育から医療まで、あらゆる社会サービスへのアクセスを持つことができなかった。しかし、流動人口が中国の高度経済成長を支えている側面もあり、「都市で生活する路上生活者の救助管理方法」を公布するなど流動人口に対する新たな対策が試みられている。公衆衛生学的な見地から見ても、都市籍の人口の健康だけを守っていても、同じ土地に生活している以上、感染症がいったん流行すれば、都市籍、農村籍に関係なく伝染するため、予防やコントロールが難しく、失敗に終わってしまう。

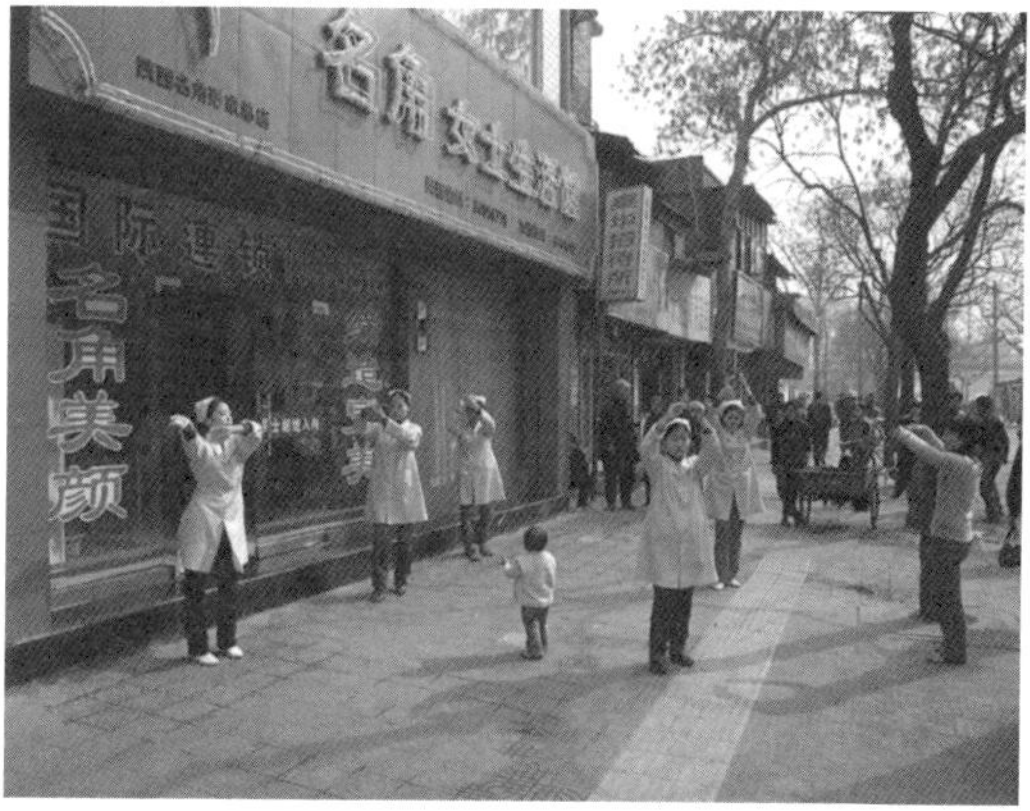

写真1－1　西安の美容院の従業員によるパラパラダンス風の体操

4　社区・コミュニティ

——健康的な生活を好む中国の人々——

中国では、都市部における新しい住民組織である「社区」[*4]が各都市にいくつも存在し、これが他の国でいうコミュニティ・サービスの機能を持っている。それが単位となって、地域住民はさまざまな社会サービスにアクセスすることができ、健康的なコミュニティ生活を送りやすい社会となっている。一方、農村地域では、都市部のような「社区」は存在しない。都市部での生活のように住まいを生活の場として切り離すことはできず、居住場所は生産活動の場でもある。

都市部でよくみかける、「社区」で行っている太極拳など運動体操活動はとても健康的である。毎日適度な運動をするという生活習慣を保つこと

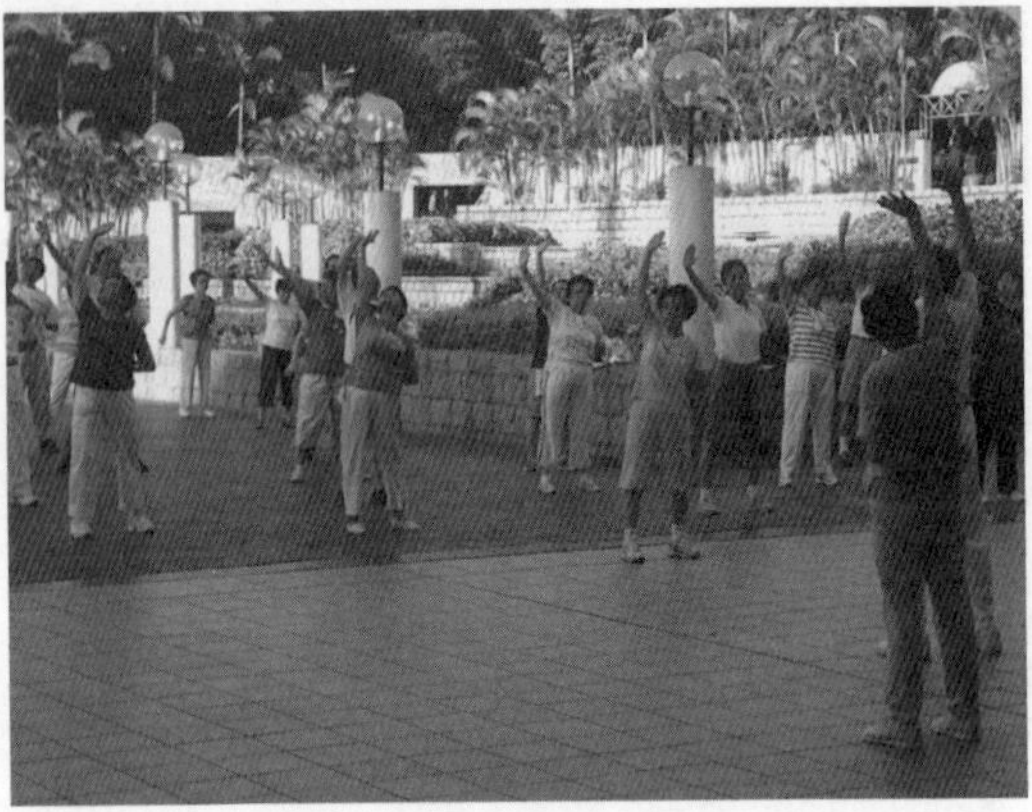

写真1－2　香港の九龍公園の朝の太極拳

ができる都市環境がある。

この章では、広大な中国には国内経済格差、HDI格差があることを紹介した。省と省の間の差だけでなく、省内でも格差がある。これらの格差は、それぞれの地域に暮らす人々の健康にも格差を生む要因となっている。都市部と農村部の保健医療指標にも格差がある。また、一九九二年以降の改革開放により、人々の国内移動も自由になり、国内出稼ぎ労働者である流動人口が急増し、そのことも新たに人々の健康、医療福祉制度、公衆衛生政策へと大きな影響を及ぼして、現代中国へ様々な問題提起をしている。

次の章で中国の人口についてさらに見、続く章では各国際保健政策分野ごとに筆者の経験を交えながら、中国を見ていきたい。

注

＊1　ＨＤＩは、その国の人々の生活の質や発展度合いを示す指標である。生活の質を測るので、値の高い国が先進国と重なる場合も多く、先進国を判定するための新たな基準としての役割が期待されている。ＨＤＩはパキスタンの経済学者マブーブル・ハク（Mahbub ul Haq）によって一九九〇年に作られ、一九九三年以来国連年次報告の中で国連開発計画によって発表されている。

＊2　ジニ係数（Gini coefficient または Gini's coefficient）とは、主に社会における所得分配の不平等さを測る指標。係数の範囲はゼロから一であり、係数の値がゼロに近いほど格差が少ない状態、一に近いほど格差が大きい状態であることを意味する。ゼロのときには完全な「平等」、つまり皆同じ所得を得ている状態を示す。目安として、一般的には〇・二～〇・三（市場経済（自由経済）においては〇・三～〇・四。これは市場経済では競争を促すため、格差が生じやすくなる）が通常の値と言われている。なお、〇・五を超えると格差が大きく社会の歪みが許容範囲を超えるので、政策などで是正することが必要とされる。

＊3　中国の戸籍制度の基本形は、一九五一年に発布された「都市戸籍管理暫定条例」と一九五三年の「口糧制度」、さらに一九五八年の「戸籍管理条例」にさかのぼる。それによって国民は農業戸籍（農村籍）と非農業戸籍（都市籍）に分けられ、都市籍の人たちは食糧など生活物資の配給といった特典を受けてこられたが、農村籍の人たちは都会に移住しても自動的に都市籍は取れない。近年は毎年一千万人単位の人が農村から都市へ流入し続けているとされるが、とりわけ大都市においては戸籍の壁は厚い。大学進学や都市への一定規模以上の投資がなくては都市籍の取得は不可能で、医療、就職、住宅、教育、年金などの面で差別がある。

＊4　一九三〇年代から「社区」という単語は登場しはじめるが、民政部は「社区」の建設を推進するため、二〇〇〇年に、「社区」を「一定地域の範囲内に住む人々によって構成される社会生活の共同体」と定義し

た。つまり「社区」は、地域的な概念で、主としてそこに住む住民のアイデンティティと帰属意識を考えたものである。かつて住民委員会は、戸籍に基づいて管理するやり方をとってきたが、これを改めると同時に、「社区」住民委員会のもっとも重要な仕事は、「社区」の住民にサービスすることであることを明確にした。

第二章　中国の人口

はじめに

社会開発や国際保健において人口学といえば、統計的な人口学のみを指すのではなく、人口政策、家族計画、リプロダクティブヘルス[*1]を含み、ＨＩＶ／エイズにまで及ぶ。そして、人口高齢化という課題もある。ＨＩＶ／エイズについては、第Ⅱ部第三章でとりあげる。

人口学においては多民族国家では民族・人種別に統計を集めるが、中国も多民族国家であるので、少数民族についても少し紹介する。また、現代中国の人口と健康を見るとき、第一章の最後に紹介した流動人口は重要な人口集団であるが、正確な人口統計を把握することは難しい。それには、広大な中国では各レベルからデータが中央に上がってくる各過程でもいろいろな問題が生じうるという理由もある。しかし、二億人の流動人口は無視できなくなっており、感染症対策を含め様々な社会サービス政策の改善すべき課題となっている。

世界最多の人口をかかえる中国の人口問題については本書で系統立てて説明することはしないが、そこは、若林敬子氏の『中国の人口問題と社会的現実』（ミネルヴァ書房、二〇〇五年）を参考にしていただきたい。

本章では、大国中国を理解する上でのコンテクストとしての人口をレビューし、社会開発、特に国際保健の立場からみたことを紹介していきたい。

人口爆発と中国

人口爆発は「人間の安全保障」への脅威でもあり、国をあげて取組んできた中国のコミットメントと成果はすばらしい。このセンシティブな課題に試行錯誤しながらの歴史であったが、成功といえよう。犠牲も払われてきたが、これは経済学者の馬虎初（Ma Huchu）北京大学学長の、「新人口論」によって多産政策を抑制しようというアドバイスを聞かずに多産政策を推し進めた毛沢東首席時代のツケを現代の中国人民が払わされたと言える。このようなことを堂々と言うと毛沢東批判になってしまうのかと思い、中立性を保つべき国際公務員のときは注意していた。しかし、二〇〇五年夏、北京の大学の留学生向けのクラスで新中国の歴史を説明するビデオを見せられた際、その中で、馬虎初学長の銅像の映像とともにその話がされたので、一般的に認識されているのであろう。また、男児選好からくる間引きや出生の不登録などの女児の犠牲は、政府の政策ではなく、むしろ、他の多くの国にも見られる社会文化に根付く価値観も要因であろう。上海などの都会では、女児選好への転換もいろいろな雑誌で報告されている。筆者が福岡県男女共同参画課の調査助成を受けて日中比較研究として二〇〇五年に行った、北京と四川省成都の大学院生を対象としたアンケート調査とフォーカスグループディスカッション（FGD）では、実際の生活では女児がいいと思いながらも子供ひとりを持つなら男児を持たねばならないという考えもまだ根強いようであった。

1　中国の人口政策

一人っ子政策と一般的にいわれる政策の正式名称は、計画生育政策である。計画生育政策とは、「晩婚奨励により子供を生む時期を遅らせることを奨励」、「少なく生んで健康で質の高い子供を育てることを奨励」、「一組の夫婦に子供一人（これがいわゆる一人っ子政策）」の三つの柱からなる。中央政府で作られた法律も、各省でそれぞれの状況にあわせた法策が作られる。農村では数年間の間隔を開ければ二人目を出産することも違法でなかったり、生まれた子どもが女児ばかりであれば男児が生まれるまでは出産しても違法でなかったりする。少数民族では、そのような条件もなく複数の子供を持ってもよいこともある。

それでも、男女比の不自然な数字や、統計上存在しない「黒孩子（heihaizi）」の問題もある。この「黒孩子」と呼ばれる子供たちは、戸籍に入っておらず、そのため、教育、医療などの社会サービスへのアクセスに問題が生じることなどが社会問題となっている。これは、本人たちの人権のみならず、公衆衛生学的に見ても、保健所による感染症予防活動の対象からもれてしまうことになり、人口集団への感染症抑制の失敗の原因になる。

一方、上海などでは、高齢化が進んでいるので、両親が共に一人っ子であれば、その子供は二人以上子供を持ってもいいという動きもあるが、都市部ではいったん少子化した社会生活スタイルになれてしまうと、こんどは逆に二人目を持てといわれても、持たなくなる現象も出ている。

中国の出生率はまだ日本より高いが、香港だけをみれば、〇・九四と世界一低く、日本の一・二九よりさらに下回っている（いずれも二〇〇三年）。

2　人口とジェンダー

新生児性別比（女子一〇〇人に対する男子比、表2－1）は、一九八一年（第三回）全国人口調査では一〇八・五であったが、二〇〇五年（第五回）では、一一六・九を示すなど、世界の注目

表 2－1　1990 年（第 4 回）および 2000 年（第 5 回）新生児性別比

	第 1 子	第 2 子	第 3 子
1990 年（第 4 回）	105.2	121.0	127.0
2000 年（第 5 回）	107.1	151.9	159.4

出典：『全国生育文化理論及び実践研究会論文集』中国人口出版社（2003 年）

を浴びるほどの不自然な比率が進んでいった。これを、第一子、第二子、第三子別にわけてみると、表にみるように、第一子は正常範囲内であるが、第二子以降は、不自然となっている。特に農村部においてこの差は深刻である。

地方に行くほど、いたるところの壁に、人口抑制政策のスローガンがペンキで書かれている。その内容は、「早婚は不幸を招く」、「晩婚少子化で高質の子供を育てよう」などである。

人口抑制政策の結果、新生児の男女比が不自然にバランスを崩してきたことがあらゆる社会問題を引き起こしている近年では、少子化奨励の他に、女児を生むと福利があることを述べて、女児を生育することを奨励するスローガンが目立つようになってきた。また、新生児の男女比において極端に男児が多いという不自然な状態が問題となり、現在、中国政府は、胎児の男女識別のための超音波検査、すなわち、胎児の性別判断を禁止している。

表2－2　中国における平均余命の変遷

年	平均余命（歳）
1950	41
1953	55
1964	61.8
1982	67.9
1990	69.2
2000	71.2

3　人口高齢化

先進国のみならず、多くの国で人口高齢化が起こっているが、中国もそのひとつである。人口高齢化は、人々が長生きをするようになったこと（表2－2）からのみによって起こるのではなく、生まれる子供の数が減少し、乳幼児の死亡率が低下することもあわせて起こることにより進む。中国における人口高齢化の速度は、人口高齢化現象が先に起こった先進国よりも速い。中国でも人口高齢化は、はじめは近代化する都市部で起こった。人口政策による少子化も都市部でまず進んだ。農村では、働き手となる子供たちが必要であり、都市部人口のような社会保障制度がなければ子供が社会保障の代わりとなるからである。しかし、二〇〇〇年第五回全国センサスから、農村部人口の平均高齢化は都市部のそれを上回っていることがわかった。これは、農村でも少子化がすすんできたということと、働き口を求めて若者や中高年が流動人口となり高齢者が農村に残される、いわゆる過疎化が起きているということが原因である。

国際的に、全体の人口に対する六五歳以上の人口の占める割合が七%になった年から一四%を超える年までの年数を、高齢化の速度の目安にするが、日本はこの現象が一九七〇年から一九九四年の二四年の間に起こった。フランスが一一五年（つまり三世代）、またイギリスが八〇年（つまり二世代）かけて変化したのに対し、日本は一世代の速度で人口高齢化を体験したことになる。中国では、高齢化が進んでいるとはいえ、七%に達したのは二〇〇〇年であり、一四%に達するのは二〇二六年と予想されている。しかし、日本の人口高齢化も予測より加速しており、中国が高齢化社会に到達するのはさらに速いかもしれない。また、中国の人口高齢化の特徴を要約すると、その規模が大きいこと、その速度が速いこと、地域差が大きいこと、農村での高齢化の割合が都市部より高いこと、経済成長を遂げる前に人口高齢化の波が押し寄せていることとなる。中国政府は、高齢者を六五歳以上でなく六〇歳以上からとして数え、その人口の割合が一四%以上になる時ではなく一〇%以上になる時を「高齢化社会」とするとしている。二〇〇五年末には既に一一%になったと発表し、人口政策に熱心であった歴史からも、人口高齢化の課題に早くから注目している。二〇〇六年は「中華人民共和国高齢者権益保障法」が施行されて一〇年目にあたる年であり、また「中国高齢者事業発展『第一一次五ヵ年計画　二〇〇六―二〇一〇年）』」の最初の年にもなった。
最も人口少子化・高齢化がすすむ上海では、1でも述べたように、両親が一人っ子であった場合は、そのカップルは二人目の子供を持つことができるなど、状況別に緩和された対応策が議論されている。

中国におけるESCAPの役割——エイジング政策の例

中国における人口高齢化については、国連機関としては世界保健機関（WHO）や国連人口基金（UNFPA）のほかに、国連アジア太平洋経済社会委員会（ESCAP）がイニシアティブを取っている。一九八二年のウィーンでの第一回国連エイジング世界総会から二〇年たって、やっと二〇〇二年にマドリッドで第二回世界総会が開催された。おりしも開催式の四月八日はコフィ・アナン（Kofi Annan）事務総長（当時）の六四歳の誕生日を祝うこととなった。そのマドリッドで新しい国際エイジング・アクションプランが採択された。新しく加わった課題は、高齢者とHIV／エイズ、高齢者の孤独と孤立化、高齢者の無視や虐待である。ESCAPは中国政府と協力して二〇〇二年九月に上海において会議を開催し、国際エイジング・アクションプランをフォローアップするアジア太平洋地域における「上海実施プラン」を採択した。これは、一九九八年マカオ・アクションプランを踏まえて作成された。ESCAPエイジング上海会議には、各国代表、各国際機関、非政府機関（NGO）などが参加した。筆者も西太平洋地域事務所（WPRO）代表としてWHO代表団を構成する一員となり、マドリッドと上海の会議に参加し、上海実施プランではジェンダーの視点を入れるために詳細にわたって提言するなどした。アジア太平洋といっても、ESCAPの加盟国各国の社会文化的状況はかなりの幅があり、ひとつにまとめるのは難しいこともある。どちらにせよ、大国中国からの発言力と影響力は大きいものといえる。国連の中でも地域によってエイジング対策の活発なところとそうでないところがあるが、その差は、地域の状況と予算配分だけでなく、政府や各国際機関のスタッフがエイジングに対して熱意と理解を持っているかが大きいともいえる。HIV／エイズやマラリアなどと違って、もともと予算の少ない優先順位の低い分野では、特に個人による違いが大きい。

4　母子保健

中国では人口政策の強い打ち出しに比例して、妊産婦死亡率も改善しており、新中国（中華人民共和国）が誕生した一九四九年では、一〇万人当たり一五〇〇であったのが、二〇〇四年では四八・三に減少している。計画生育という人口政策により、国家の優先課題として、リプロダクティブヘルスの実施や技術が発展したことも、この指標の改善の要因となっているであろう。

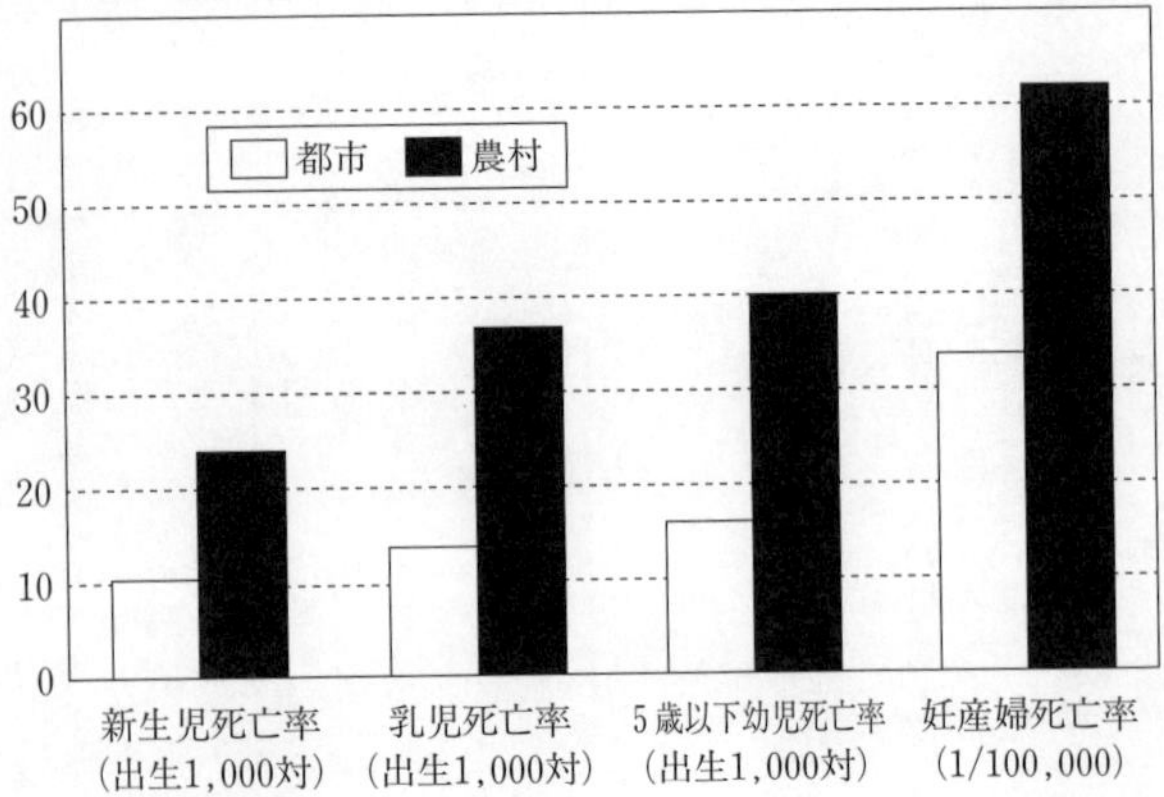

図 2－1　2001年における都市・農村別乳幼児及び妊産婦死亡率

出典：中国衛生部統計局（2003年）

一方、この分野においても、国内格差は大きい。東沿岸部や大都市では、経済発展に伴い、女性の保健医療サービスへのアクセスおよび、緊急産科ケア（ＥＯＣ）へのアクセスが良くなっている。結果、避妊普及率（ＣＰＲ）も、妊産婦死亡率も先進国並みである。それにひきかえ、西部の農村部の女性は、まだＥＯＣへのアクセスも限られており、専門知識を持った保健医療従事者の立会いがないまま、自宅で出産することが多い。道路が必ずしも整備されておらず、運搬車もない場合、広大な中国では、入院をして病院で出産する割合が上がることが、そのまま、妊産婦死亡率の低下に結びつく。

二〇〇一年において結婚している出産可能な年齢の女性の間で、ＣＰＲは八七％であった。もっとも一般的な避妊方法は、子宮内にとりつ

表 2－3　調査地域の妊産婦死亡率（1/10 万）の経時的変化

年度	全国	都市	農村
1990	88.9	45.9	112.5
1995	61.9	39.2	76.0
2000	53.0	28.9	69.6
2004	48.3	26.1	63.0

表 2－4　調査地域乳幼児死亡率

年　　度	乳幼児死亡率（‰）	統計値の出所
1949 年以前 うち，都市部	約 200 約 120	
1958	80.8	北京を含む 19 の省の市からの報告
1973-75	47.0	「全国腫瘍死亡に関する回顧的調査」
1981	34.7	全国第三次人口センサス
1991	50.2	監察地区母子保健サーベイランス
2000	32.2	監察地区母子保健サーベイランス
2004	21.5	監察地区母子保健サーベイランス

出典：中国衛生部 HP 統計資料

ける避妊具であるＩＵＤ（Intra-Uterine Device）が四五％、女性の避妊手術が三八％であった。コンドームの使用はまだ五％と低いが、増加傾向にある。コンドームの使用率が低いことは、ＨＩＶ／エイズを含む性感染症の罹患率の高さにも関係があると言われている。中絶（人工流産）率は、一九九〇年の四〇％から二〇〇〇年には三〇％に減少し、他のほとんどのアジア諸国より低くなっている。この改善は、一九九四年のカイロで開催された国連人口と開発会議（ＩＣＰＤ）の基本理

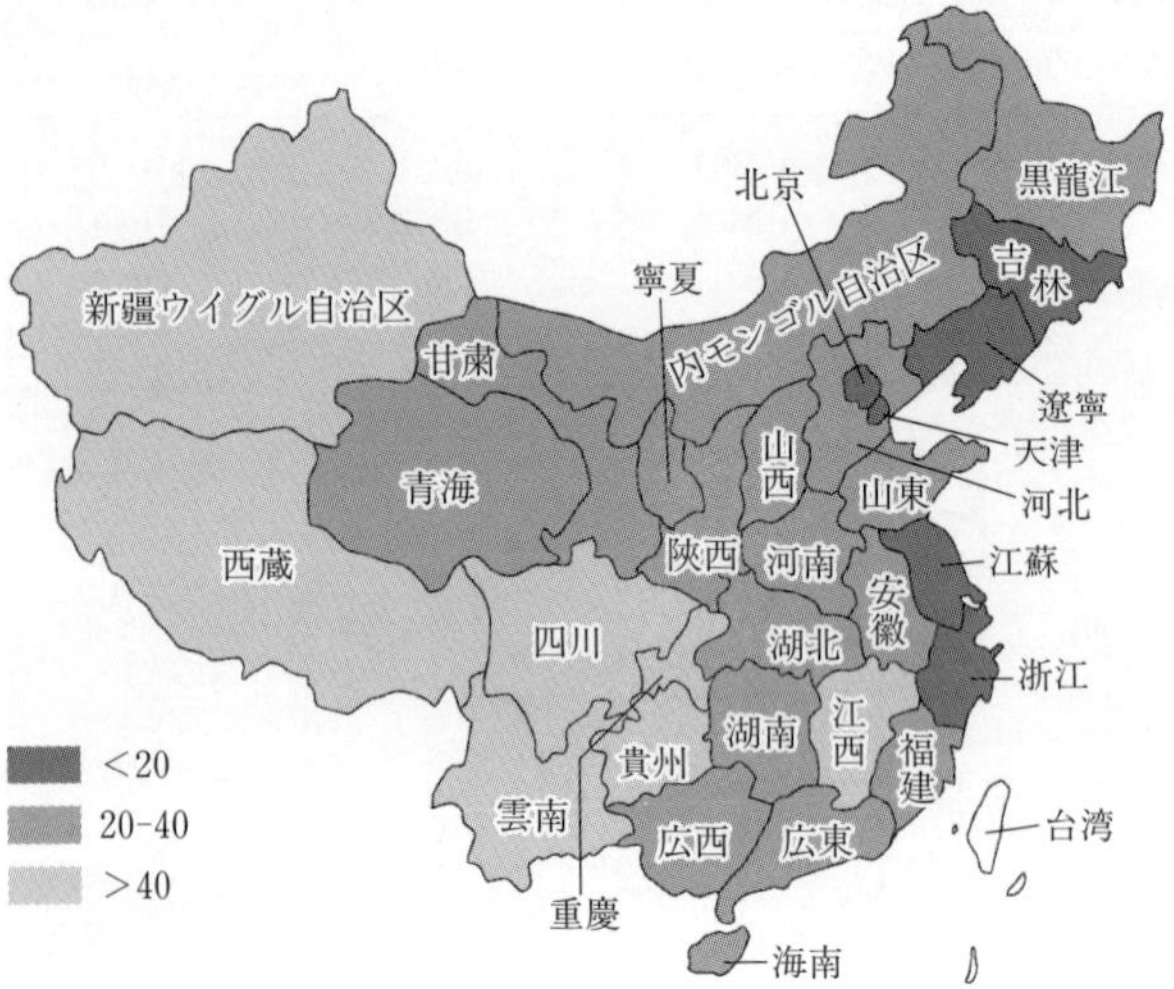

図 2－2　省別にみた５歳未満児死亡率（U5MR）（出生1,000人当たり）

念と、家族計画のサービスとカウンセリングを人民に供給する中国政府のコミットメントに拠るところがある。

二〇〇〇年度、中国政府は、安全な母性（Safe Motherhood）プログラムを開始し、西部地域において、中央政府と地方政府は二億人民元を投資した。対象となった三七八の地域では、妊産婦死亡率が二九％改善されたと報告されている。二〇〇四年以降も、このプログラムは継続されている。

人口政策を行う中国では、子供の健康を守り、死亡率を下げることは、最優先事項である。一〇ヵ年計画は、中国西部の保健医療サービスにアクセスできない貧困世帯の数を減少することを目標としている。子供を対象とした公衆衛生プログラムには、予防接種率、栄養、産科サービス、新生児ケアなどの改善があり、政府の強い支援の下、乳児死亡率の改善が見られている。各省が一人当たり一〇人民元の予算を保健サービスにあて、加えて、中央政府がさらに一〇人民元支出することが奨励されている。しかし、地方政府にはそれが財政的に困難な場合があることも注意すべきである。また、全国的には改善してきている乳幼児死亡率も、その改善は全国平均的なものでなく、格差がある。それは、経済格差と呼応している。沿岸部の乳幼児死亡率は、先進国のそれに近づき、ほぼ変わらないが、西部では、その三~五倍高い数値を示している。一方、経済発展が進み感染症による死亡率が低くなった地域では、事故死や糖尿病などの非感染症による死亡も増加しているのが問題である。

UNFPAと国家計画生育委員会

国連機関の中で、UNFPAは、人口、リプロダクティブヘルス、HIV/エイズ、ジェンダーなどのプロジェクトを行っているが、UNFPAの中国におけるカウンターパートは他の国の場合の保健省、すなわち衛生部ではなく、国家計画生育委員会である。人口政策を最優先事項のひとつとする中国では、中央政府においては国務院のすぐ下に、衛生部などの各部よりもさら

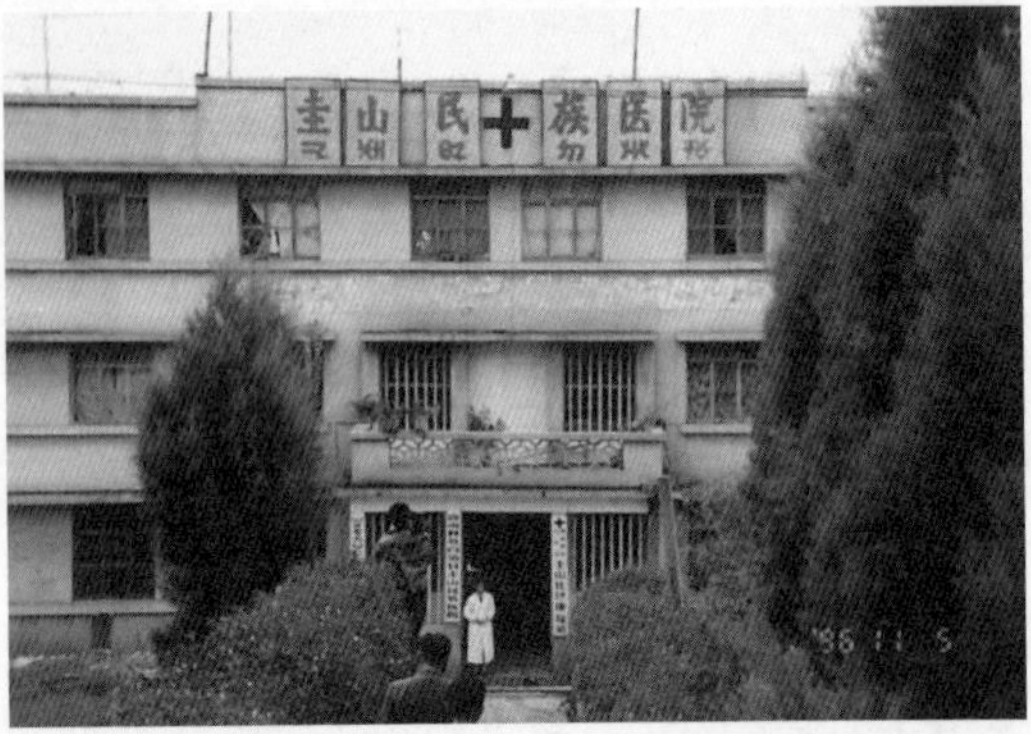

写真 2－1　雲南省圭山民族医院。医院の看板には漢字の他に少数民族の文字がある（1996 年 11 月 5 日）

に上に国家計画生育委員会が設置されており、あらゆる公衆衛生部門を扱う衛生部すべてをあわせた以上にはるかに多くの予算と人材が投入されている。また、省以下レベルのそれぞれにネットワークが広がって、全国において機能している。人口政策が成功した状態で、その資源とネットワークを有効に利用するために、寄生虫対策にも乗り出している。UNFPAの活動の中心はリプロダクティブヘルスであり、世界的にはまだまだ人口高齢化に対する仕事をするにはいたっていないが、人口高齢化の進む中国では小さいながらそちらの仕事もはじめようとしている。

5　少数民族

中国には、漢民族も含め五六の民族がある。漢民族は人口の九二％を占め、他の五五の民族を合わせても八％にしかならない。しかし、毎年三月に北京の人民大会堂で開催される中国全人民代表会議では、少数民族たちが民族衣装をまとって堂々とした様子で集まってくる。新疆ウイグル自治区など少数民族の多い地域に行くと、街中に「民族の平等と団結」をあげて多民族国家と北京政府による経済発展への貢献をたたえるスローガンの看板が見られる。

民族によって食生活や生活習慣が違い、それがそれぞれの民族の健康の決定要因としても影響する。それは、人々の住む地域の環境にも大きく関与している。

マルチリンガリズムの危機

WHOの公用語は、国連公用語と同じく、英語、フランス語、スペイン語、ロシア語、中国語、アラビア語の六ヵ国語だが、予算不足の折、WHO刊行物が六ヵ国語で出版されることはほとんどない。多くが英語とかろうじてフランス語、可能ならスペイン語である。年々英語以外の言語は減少しているが、六ヵ国で出版されるのは、今では世界保健総会（WHA）の書類くらいである。二〇〇三年にWHO事務局長に就任した李鐘郁（Dr JW Lee）の政策のひとつにMulti-lingualismがあげられていた。英語のみ、あるいは入っても英語とフランス語程度であり、政策ダイアローグに使用される言語が欧米言語に偏ってしまうことは欧米支配の要因でもあるとしてこの傾向についても調査されていた。WPROの公用語は英語、フランス語、中国語であるが、その刊行物がこの三ヵ国語に訳されることはあまりない。中国語の資料は、中国が自ら作成している。WHOのエイジング政策枠組みである“Active Ageing”は本部で、英語とフランス語で発行され、ドイツの学術誌がその特別号という形式で、ドイツ語でも出版した。WHOのホームページからダウンロードできる（http://www.who.int/ageing/publications/active/en/）。

この中国語版は、筆者が、UNFPAから資金調達し、北京大学病院老年学の教授らと翻訳出版事業を行った（写真）。英語圏以外で政策を行渡らせるには、現地の言葉への翻訳が、成功の鍵のひとつである。

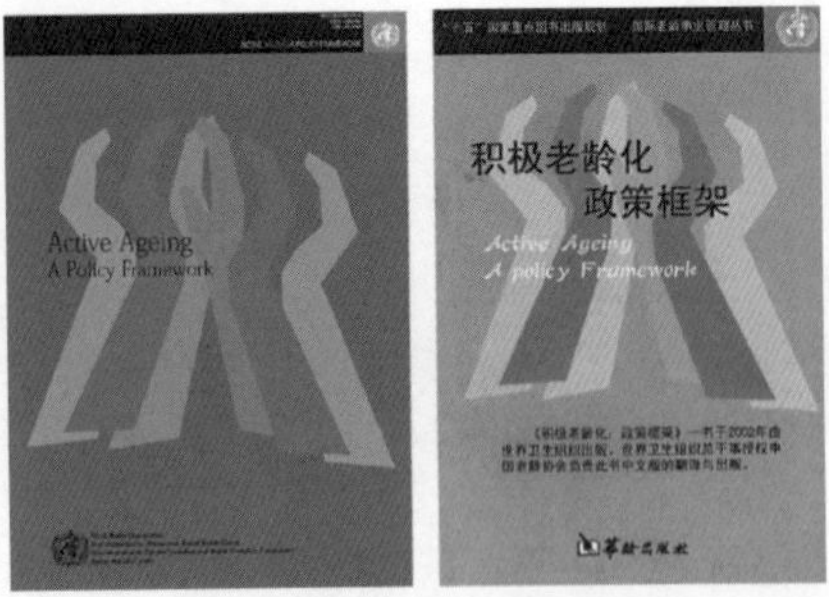

写真　“Active Ageing”（英語版）と，元の英語版と同じ装丁の中国語版

政策の各国にあわせた適用と実施

写真は、日々の適度な運動を促進し健康的で活動的な老年期を促進するための冊子であり、Active Ageing の概念と栄養バランスのよい食事、禁煙の勧めも紹介されている。筆者がWHO本

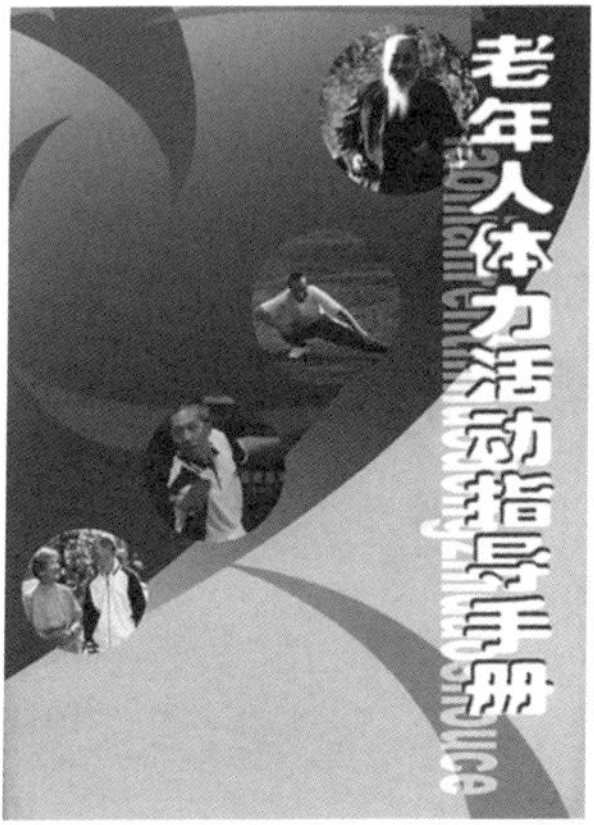

写真　『高齢者向けスポーツ指導の手引き』（2003年）

部非感染症対策（ＮＣＤ）部と米国疾病予防管理センター（ＣＤＣ）から資金調達して、中国の北京大学病院老年学教授、中国ＣＤＣなどからなる専門委員会を組織して、作成出版した。国内向けの中国語版のほかに、北京オリンピック招致成功に歓喜した時期でもあり、運動好きで健康志向の高い中国人の生活の紹介にもなると英語版も作成された。ジュネーブで作られるガイドラインが必ずしも、各国の状況に当てはまるわけではないので、各国にあわせて作り直すことも必要である。本部の人権部が作成し中国事務所に送られてきたリプロダクティブヘルス冊子は、ヨーロッパ人の課長は自慢していたが、アフリカの子沢山の挿絵や針目の東洋人など、漫画挿絵に問題を感じ、中国事務所ではカウンターパートの中国政府に転送することも取りやめ、中国人スタッフにさえ見せることが躊躇された。

注

＊1　ＷＨＯはその定義を「人々は安全で満足できる性生活をおくり、子供を生むかどうか、生むとすればい

つ、何人までを生むかを決定する自由を持つべきである。さらに人々は生殖に関連する適切な情報とサービスを受ける権利を有する。その対象はまた、性に関する健康も含まれており、その目的は、リプロダクションや性感染症に関するカウンセリングやケアを受けられるにとどまらず、個人と他人の生活との相互関係を向上させることを目的としたものである」としている。ここでは「健康」と同時に「権利」が重視されており、その点からリプロダクティブヘルス&ライツと記載されることもある。

第II部　保健医療の現状と政策

第三章　中国の感染症

はじめに

感染症は健康問題の中でも特に、国境を越えて、人間の安全保障への脅威となる重要な課題である。特に、重症急性呼吸器症候群（ＳＡＲＳ）や鳥インフルエンザの件で、中国は注目を浴びた。また、二〇〇二年八月には、日本が出資して国連に設置された「人間の安全保障基金」により、中国河南省でＵＮＤＰのプロジェクトとして「地域社会に基づくＨＩＶ／エイズ・ケア、予防及び貧困削減プロジェクト」が承認された。本章では、ＷＨＯの取り組みの柱の一つである拡大予防接種計画（ＥＰＩ）、結核、エイズ、そして、ＳＡＲＳと鳥インフルエンザの対策と中国での現状について紹介したい。

1 予防接種

中国では一九八〇年代半ばより、BCG（Bacillus Calmette-Guérin）、ポリオ、DPT（ジフテリア（D）・百日咳（P）・破傷風（T）（DPT三種混合及びDT二種混合））、麻疹（はしか）、B型肝炎ウイルス（一九九二年以降）の五種類の予防接種を実施している。現在、これらの予防接種は一九七八年頃より導入されたEPIとして地方財政負担により実施されており、流動人口も含め、原則無償で受けることができる（中国の二〇〇二年末一歳児予防接種率をみると、BCG九八・〇%、ポリオ九八・四%、DPT九八・二%、麻疹（はしか）九七・九%となっている）。

開発途上国ではWHOや国連児童基金（UNICEF）の協力によるEPIを中心に予防接種が実施されている。EPIは、WHOにおいては看板プロジェクトのひとつである。このプログラムは、米国CDCとの連携が強く、スタッフには米国CDCからの出向者も多い。日本の独立行政法人国際協力機構（JICA）などによる国際協力も重要な貢献をしている。乳児に対してBCG、ポリオ、DPT（三種混合）、麻疹を接種し、妊産婦には新生児破傷風の予防のために破傷風トキソイドを接種している。

一九九〇年の世界子どもサミットで採択された種々の目標として、①小児の予防接種実施率：

一歳児の実施率を少なくとも八五％に保つ、②ポリオを二〇〇〇年までに根絶する、③麻疹（はしか）の罹患数を九〇％減少させ、死亡数を九五％減らす、④新生児破傷風を一九九五年までに根絶する、⑤妊娠可能年齢の女性において新生児破傷風予防のために全員に破傷風トキソイドを接種する、などが定められた。このうち、予防接種に関する目標を具体化するための計画として、一九九一年、子どもワクチン計画（CVI）が始まった。CVIでは、従来の予防接種普及だけでなく、新しいワクチンの開発や途上国内におけるワクチンの品質管理や安定した供給体制の確立をめざしている。

WHOやUNICEFだけでなく、さらに、WHO、UNICEF等の国際機関、ファンドから構成されているグローバル児童ワクチン基金（GAVI）や、国際ロータリークラブ、そしてUNFPAもこの分野における重要な国際協力のパートナーとして貢献している。

全国EPI業務に関する中国政府衛生部主催会議では、衛生部・中国国家食品薬品監督管理局（SFDA）・中国CDC・中国薬品生物製剤総所・北京市衛生局・北京市CDCなどの関係者が参加し、各省区市と地区級以上の衛生部門と中国CDC機構の関係者も参加し、毎年、次の三点が発表される。

①ポリオ根絶戦略の持続的実施
②予防接種業務管理のさらなる強化

③B型肝炎ワクチンを予防接種計画に盛り込む業務の強化

子供たちの健康のために——ポリオ根絶と感染症対策——

WHOは一九八八年の総会で「二〇〇〇年までにポリオを根絶する」決議を採択し、日本、中国を含む西太平洋地区でもポリオ根絶に向けた取組みを進めてきた。

中国政府は一九七八年以降予防接種を実施してきており、その成果で八一年には一万人近かったポリオ患者が八八年には六六七人にまで減少した。ところが、八九年には四、六二三例と急増し、九〇年も五、〇八九例と多数の患者発生が見られた。この状況を受けて、九〇年よりJICAは多数の患者が発生していた山東省へ長期専門家を派遣し、ポリオ根絶に向けた日本の協力がスタートした。感染症対策に際しては、発生時に現場からすばやく報告があがり、実験室での診断が正確になされ、その結果により感染源や経路について適切な分析が行われ、適時・適切な対策につなげる「サーベイランス」という活動が大変重要な役割を果たしている。日本人専門家は、このサーベイランス体制を強化するために、中国側関係者に対するトレーニングを実施したほか、実際に農村の現場を回り、村医の活動状況を見ていく中で、問題点や課題を見つけ出し、その改善を提言していく、という活動を展開した。都市部でさえ外国人にとっての生活環境が厳しかった時代に、農村部に苦労をいとわず入り込んでいった日本人専門家の姿からは、単に技術だけでなく、仕事に対する姿勢を学んだという中国人関係者もたくさんいる。

山東省への専門家派遣に始まった協力プロジェクトは、その後山東省に隣接する四省に拡大され、更には南西部五省でも協力が実施された。ポリオウイルス実験室の診断技術能力を高めるため日本人専門家による指導、研修も実施された。日本政府の無償資金協力を組み合わせて、ポリオワクチン、実験室機材、コールドチェーン（冷蔵車、冷凍庫ほか）の供与も行われた。こうした日本の協力が大きく貢献して、中国は二〇〇〇年にポリオ根絶を宣言するに至った。このプロジェクトに関わった日本人専門家には、中国衛生部から感謝状が贈られた。

しかし、ポリオの他にも、麻疹（はしか）やB型肝炎など、中国では定期予防接種の対象になっていて適切に予防接種を受けていれば予防可能であるにもかかわらずまだまだ感染者が多く出ている疾病が存在する。ポリオ根絶への協力に続き、有効で安全に予防接種事業が行われるための技術協力が二〇〇〇年より五年間実施された。この協力期間中に二〇〇二年末に中国広東省で最初の患者が発見されたSARSが世界を震撼させ、感染症がグローバルに取り組むべき課題であることが改めて強く認識された（日本政府は、SARS対策のために、約一五億円の緊急無償援助を実施した他、緊急援助隊として院内感染対策指導のための医療チームを派遣する等の協力を行った）。同時に、中国における感染症対策の課題（農村部の医療体制の脆弱さ、流動人口増加の影響等）も浮き彫りにされてきた。現在、これらの課題に取り組み、二〇一二年の麻疹（はしか）撲滅という新たなWHO西太平洋地区の目標にも貢献できるよう、サーベイランス体制の強化と予防接種サービスの改善を目指した新しいプロジェクトの実施について日中双方での話し合いが進められている（二〇〇六年八月時点）。

二〇〇六年八月二三日、東京にて日本の国立感染症研究所と中国CDCとの間で感染症の研究協力に関する覚え書きが締結された。この覚え書き締結は、ポリオ対策以来日中の関係者が築いてきた信頼関係が基礎となって、感染症分野の相互交流の拡大につながったものである。長年の人と人とを通じた協力により築かれた信頼関係が、プロジェクトの直接的効果に加えて、新たな成果を生もうとしている。

（**藤谷　浩至**：JICA中国事務所次長）

2　結　核——貧困農村の問題と沿岸部の新型結核——

中国における最大の感染症は結核である。衛生部によれば、二〇〇三年三月現在中国の結核菌感染者は約五・五億人、発病者は約四五〇万人、感染性肺結核患者は約一五〇万人と推計されており、結核患者は世界で二番目に多く、結核に起因する死亡者は年間一三万人以上に上る。また、毎年、一四五万人の新規患者（うち感染性肺結核患者は六五万人）が発生している。今後、適切な対策を講じない場合には、二〇一〇年までに二～三億人が感染し、二、〇〇〇万人から三、〇〇〇万人の新規患者が発生するものと見込まれている。

中国では、一九九一年から世界銀行の融資により、WHOが推奨する総合的な結核対策である直接監視下短期化学療法（DOTS）方式を用いて、一三省（人口の五〇％をカバー）における結核対策を実施してきた。この結果、一五〇万人以上の患者が治療を受け、対象地域では結核罹患率が大幅に減少した。中国政府では、「全国結核予防治療計画（二〇〇三―二〇一〇年）」等を定め、二〇一〇年までに結核患者と死亡率を半減させることを目標に、二〇〇五年、二〇一〇年までにDOTS対象地域をそれぞれ人口の九〇％、九五％まで拡大し、それぞれ二百万人、四百万人の感染性肺結核患者が治療を受けることを目標としている。また、国際協力も受けて、DOTSの拡大が図られている。今後は、患者発見率の向上が重要な課題になっている。

二〇〇〇年時点で、中国には約四五〇万人のアクティブ結核症例が推定されていた。そのうちの一五〇万人は非常に感染性の高い塗抹陽性結核患者である。二〇〇〇年における全国の喀痰塗抹陽性結核の罹患率は一〇万人中一二二症例であり、一九九〇年の九％からは減少している。結核の罹患率は、経済的に裕福な沿岸部よりも、貧困な中西部の省において五〇％以上多く見られる。また、結核は、都市よりも農村において二倍以上多い。このことからも、結核と貧困が結びついていること、そして、農村においては良い医療サービスへのアクセスが十分でない問題があることが分かる。

中国での結核対策の効果発揮の遅れの原因は、WHOの結核対策パッケージであるDOTS戦略という効果的な対策があるにもかかわらず、その普及が遅れていることにあるといってよいだろう。一九九二年の初め、世界銀行のプロジェクトによって中国の半分の省における結核患者への無料診断と診療のプログラムが提供された。結果、一九九〇年から二〇〇〇年の間に、世界銀行の結核対策支援を受けた省では、喀痰塗抹陽性結核の罹患率が三六％も減少した。対照的に、支援の対象外であった省では、三％しか減少しなかった。二〇〇三年現在、中国の喀痰塗抹陽性結核患者のうち、三二％のみがＤＯＴＳプログラムを受けていると推定されている。

また、結核の治療を受け始めても、まだ完治していないのに、症状が治まると治療継続をやめてしまう人たちがいることは問題であり、そのようなところから、現在ある薬に耐性をもった新しい菌株が発生する。このような耐性結核菌には治療薬もなく厄介である。こういった現象は、より裕福な沿岸部に多く見られる。はじめに治療を受け始めるお金を持っているからである。これは、新たなる課題である。

ＷＨＯにおいて、結核対策部は、ＥＰＩと並ぶ二枚看板であり、結核患者を発見し治すために世界中で使われている、プライマリー保健サービスの包括的戦略である。ＤＯＴＳ戦略の一環として、ヘルスワーカーが助言し、薬の強力な組み合わせであるそれぞれの用量を患者が飲み込むのを直接確認し、そして患者が治癒するまで保健サービスの職員が経過をモニターする。

ＤＯＴＳ戦略の五つの要素は、

① 政府の積極的な取り組み
② 有症状受診者に対する喀痰塗抹検査を主とする患者発見
③ 適切な患者管理のもとでの標準化された短期化学療法の導入
④ 抗結核薬や検査試薬などの消耗品の確実な供給
⑤ 標準化された記録・報告に基づいた対策の評価

である。

二〇〇一年、国務院は、二〇一〇年までに全国の少なくとも九五％をＤＯＴＳプログラムの対象地域にし、また、二〇〇一年から二〇一〇年までに四〇〇万人の結核患者を発見し、治療を施すという目標を掲げた。この目標を達成することができれば、国際ミレニアム開発目標（ＭＤＧ）の目標六の中の、ターゲット八を満たすことができる。財務部も協力的で、年間四八〇万米ドルの予算を結核対策に当てている。省政府も、結核対策を重要視して予算をつけている。国際援助としては、世界銀行・英国国際開発省（ＤＦＩＤ）による政府ローン、日本政府からの無償資金協力、世界エイズ結核マラリア対策基金（ＧＦＡＴＭ）などからの資金援助とＷＨＯの技術協力が貢献している。

二〇〇〇年一二月世界銀行ミッションで陝西省の村を訪問中の出来事

世界銀行のミッションで農村をまわっていた時（それは結核対策のプロジェクトではなかったのだが）、会議中に、突然、一人の農民が大きな額に入った絵を贈り物として用意して、訪ねてきた。彼は、結核になったのだが、村の衛生局員に発見され、世界銀行支援によりDOTSプログラムをうけて結核が治ったと言って、涙ながらに感謝の気持ちを伝えにきたのだった。結核になったとわかったときは、「自分の人生はこれで終わってしまった。家族にも申し訳ない」と悲しみにくれたそうである。まるで、HIV／エイズに感染したことがわかった人のような反応であった。治療法が確立されている結核でさえ、まだまだ死の宣告だと理解している人たちがたくさんいるのだということを実感する出来事であった。また、直接、患者を治療するのではない公衆衛生という我々の仕事が、このようなインパクトを与え、感謝されているのだということが実感できる機会であった。

中国が動く！　アジアが動く！――結核対策世界目標の達成に向けて――

二〇〇六年三月、韓国馬山で開催されたWHO西太平洋地域（WPR）の結核対策技術諮問会議で、尾身茂事務局長が「当地域は昨年末日をもって結核対策世界目標を達成した」ことを高らかに宣言した。この「世界目標」とは、WHOが一九九四年にDOTS戦略を発表して以来、また二〇〇一年に発足した結核対策パートナーシップも同様に、各国に呼びかけている結核対策の努力目標である。「これを二〇〇五年末日までに達成しよう、そうすれば世界の結核は二〇一〇年から減少傾向に転じる」。具体的な目標は、①発生する患者の七〇%を発見し（患者発見率の向上）、DOTS治療下に置く、②DOTS治療した患者の八五%を治癒させる（治療成功率の向上）、である。とくに難関は①で、保健インフラの弱い国でDOTSという行政サービスを全国へ普及することは、結核対策の枠内に収まらない重い課題である。二〇〇三年までに、結核の高負担国（世界中の発生患者の八割を背負っている上位二二ヵ国がこのように指定されている）のなかではこの七〇／八五目標を達成したのはベトナムだけである。

一九九九年、WPR事務局長に選出された尾身氏は、就任早々に結核を地域の「特別プログラム」に指定、同年「地域結核危機宣言」を発表、地域事務局を挙げてこの問題に取り組む体制を組んだ。WPRでは患者数（推定）でみると、その七〇%が中国にあり、世界目標の達成のカギは中国の成果如何にかかっていることは明らかである。WPROは気鋭の香港系米国人陳博士（Dr Chin）を中国事務所医官に任命し、現地での指導応援を強化した。

ところで一九九一年以降、DOTSの黎明期にあって中国はDOTSの壮大な実験室であった。WHO結核対策本部と世界銀行が組んで、それぞれ技術と資金（借款）を提供して、DOTSのパイロット事業を展開したのである。当初の四年間で一一万人を治癒率九〇%で治療したこの計画の成果はLancet誌の表紙を飾った。この成功はインドやバングラデシュといった結核「大国」への世界銀行の借款計画にも繋がった。

DOTS戦略はみごとな滑り出しをみせたものの、その後の中国の伸びは順調ではなかった。二〇〇三年まで患者発見率は三〇～四〇%と低迷、WPROは「どうした、中国」と焦った。とくに

ＤＯＴＳ普及の遅れているのは特定の地域（省、区）であり、ここにむけてのＷＰＲＯの強力な働きかけに応じて、二〇〇三年後半以降、中国中央政府が強力な政治的指導性を発揮し始めた。二〇〇三年のＷＰＲＯ特別技術諮問会議には、遅れている一二の地域の省長レベルが出席してＤＯＴＳ拡大の決意表明をした（結核病予防治療高層研討会）。加えて二〇〇四年の神風ならぬ非典（ＳＡＲＳ）旋風によるプログラムの拡大である。感染症関連情報の伝達を徹底すべく、すべての病院にインターネット端末を備え、結核を含む重要な感染症の発生を即座に保健所、県、省へと伝達する制度ができた。これによって、病院で発見され従来そこで留められていた非ＤＯＴＳ患者のかなりの部分が保健所に登録され、ＤＯＴＳ下に入るようになった。このような政治関与はさらにＧＦＡＴＭからの資金援助でさらに強化された。

その後の中国の躍進はめざましい。患者発見率は二〇〇三年末四三％、二〇〇四年六三％、そして二〇〇五年末には七〇％に到達した。これと並行してＷＰＲではこの数年めきめき力を付けてきたモンゴルとフィリピンがそれぞれ二〇〇三年、二〇〇四年に患者発見率七〇％を達成、このようなこともありＷＰＲはついに世界目標を、七つのＷＨＯ地域の中で初めて（そして目標期限までに唯一）達成した。まさに「中国が動けば、ＷＰＲが動く」、その波及効果を考えれば、世界的な影響も期待される。

日本は二〇〇〇年度から五年間、ＤＯＴＳ普及の遅れた一二省・区（財政難から世界銀行の借款計画に乗れない貧困地域）にＤＯＴＳ抗結核薬の無償供与を行ってきたが、これが果たした役割が重要なものであったことは明らかである。

（森　亨：WPRO結核技術諮問委員長。現在、結核研究所名誉所長。国立感染症研究所ハンセン病研究センター長）

3　HIV／エイズ——麻薬中毒、売春、売血エイズ村——

二〇〇五年五月現在、中国全人口一三億二、三〇〇万人のうち、HIV感染者は六五万人と推定されている。二〇〇三年の推定ではHIV感染者数は八四万人であったが、この違いは広大な国土でのデータ収集の方法の違いによって生じている。二〇〇六年一一月末、高強（Gao Qiang）中国衛生部長は、一二月一日の世界エイズデーを前にして、二〇〇五年の一四万四、〇八九HIV／エイズ症例から、二〇〇六年のはじめの一〇ヵ月だけで既に三〇％増の一八万三、七三三症例が報告されていると発表した。

また、麻薬中毒者が繰り返し使用する汚染された針によって感染したものが大部分をしめており、二〇〇三年の中国におけるHIV／エイズ症例の約六四％が、これらの針によって感染したものと推定された。その他の感染源は、売血時に必要な成分だけを取り、残りの血を人体に戻すプラズマ機にかかり、その過程で感染したもの、輸血や血液製剤の使用により感染したものが約一一％であった。近年では、男女間および男性同士の間でのコンドームを使用しない売春行為によっての感染が増加しており、特に、東南沿岸部の大都市で増加している。この感染ルートは、いわゆるハイリスクグループとされる人から一般市民へ感染が広がるという、注意が必要な分岐点として重要である。母子感染の報告も少ないがある。

二〇〇五年の推定では、二八万八千人の麻薬中毒者がＨＩＶ／エイズ患者で、全ＨＩＶ／エイズ感染者の四四・三％を占めるようになっており、その割合は減少している。これは、他の感染経路の拡大をも意味すると考えられる。ＨＩＶ感染麻薬中毒者の大部分は、新疆ウイグル自治区、広西チワン族自治区、雲南、広東、貴州、四川、湖南の各省におり、全体の八九・五％を占める。

ハイリスクグループである麻薬中毒者の間でのＨＩＶ感染率は一九九六年の一・九五％から二〇〇四年の六・四八％、売春者の間では一九九六年の〇・〇二％から二〇〇四年で〇・九三％と増加している。ＨＩＶ感染が広がっている地域では、一般の妊婦の間でのＨＩＶ感染率も一九九七年のゼロ症例から二〇〇四年には〇・二六％に上昇した。これは、ハイリスクグループから一般の人々の間に感染が拡大していることを意味する。雲南省、河南省、新疆ウイグル自治区では、一般の人々のインディケーターとなる妊産婦の間でのＨＩＶ感染率が一％になっている。

二〇〇三年の中国におけるＨＩＶ／エイズ患者の約五一％が二〇代の若者である。このうち、

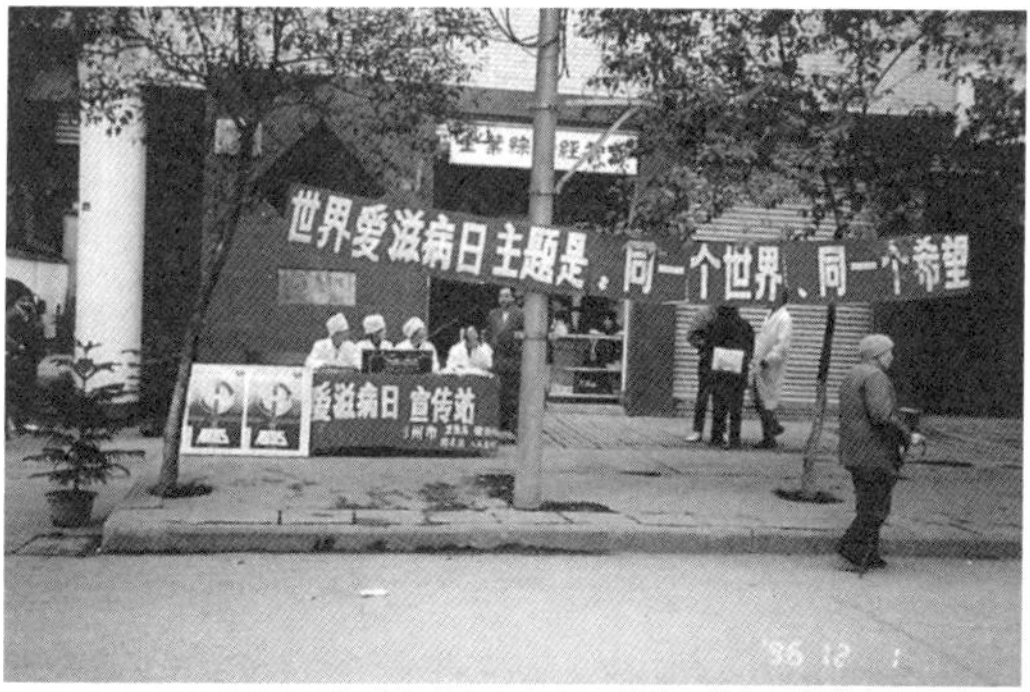
世界爱滋病日主题是，同一个世界、同一个希望
爱滋病日 宣传站

写真 3－1　1996年，地方都市でみかけたエイズ予防対策啓蒙活動。当時はエイズのことをあらわすのに、「愛滋病」という漢字が使用されていた。その後、「愛」から発音で当てられた「よもぎ・もぐさ」の意味の「艾」に変わった（当時は、HIV感染者・犠牲者への愛と理解のために良い漢字が当てられたと話していたのだが）

男性が七九％を占める。最も症例報告数が多い省は、雲南省（一五、五二八症例）、新疆ウイグル自治区（七、〇九四症例）、広西チワン族自治区（六、四六五症例）である。中国雲南省、タイ北部、ミャンマーなどが構成する「黄金の三角形地帯」として知られる地域では麻薬が栽培されており、その密輸ルートの一つが中国を抜けて香港や上海へ行くことが知られてきたが、はじめは、その雲南省の麻薬中毒患者の間でＨＩＶに感染するものたちがでてきた。その後、経済開放政策で労働人口の移動がはじまると、その流動人口が新疆ウイグル自治区へ移動する道筋に沿ってＨＩＶ感染が流行し始め

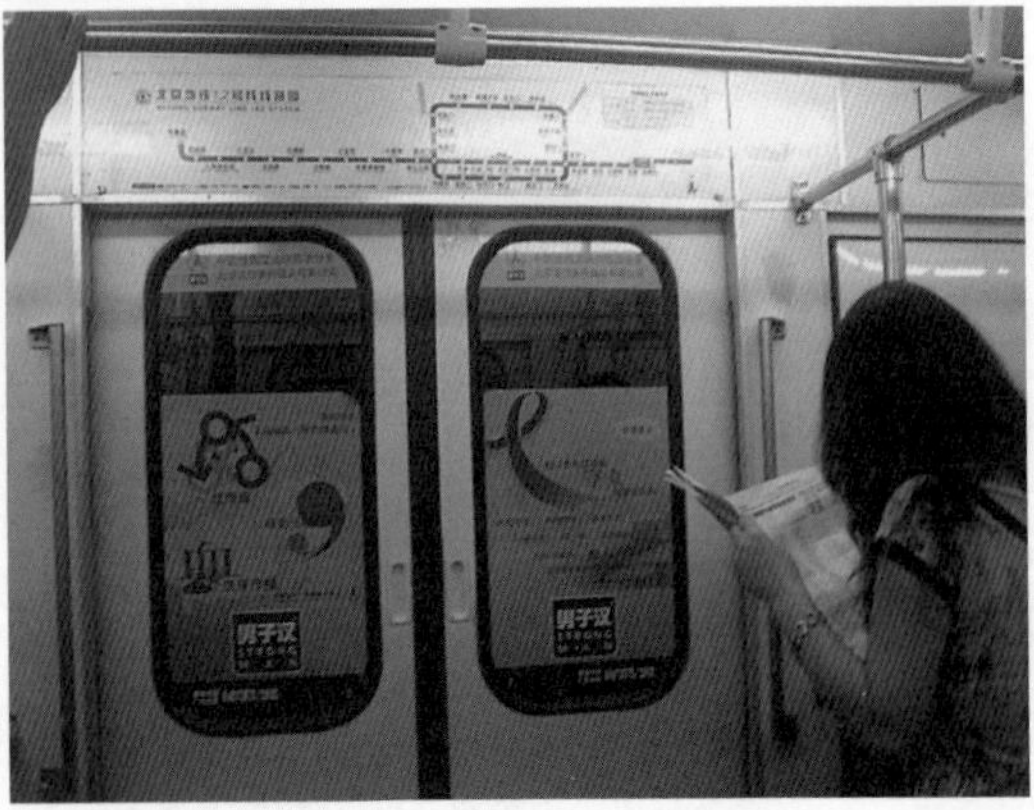

写真 3－2　北京の地下鉄の啓蒙広告。2005 年の夏は車両すべてに HIV の感染経路 3 つの知識とコンドーム使用促進の啓蒙広告が載っていた

た。一九九五年の時点で、この感染流行の現象を国連エイズ計画（UNAIDS）中国事務所は把握していた。当時、筆者は世界銀行アジアのエイズ課フォーカルポイントとして勤務しており、そこで発行する世界銀行 AIDS in Asia Newsletter では、中国の特集号を組み、雲南省と北京での感染率が高いことが示された地図を掲載した。雲南省では麻薬中毒が、北京では二〇代の性交渉が主な感染ルートであった。当時は、コンドームをかばんに持っているだけで売春婦と疑われ逮捕される女性の話などがニュースになっていたほど、中国の家族計画にコンドームは一般的ではなかった。一九九六年広西省での住血吸虫に関するミッション、そして四川省での結核対策の

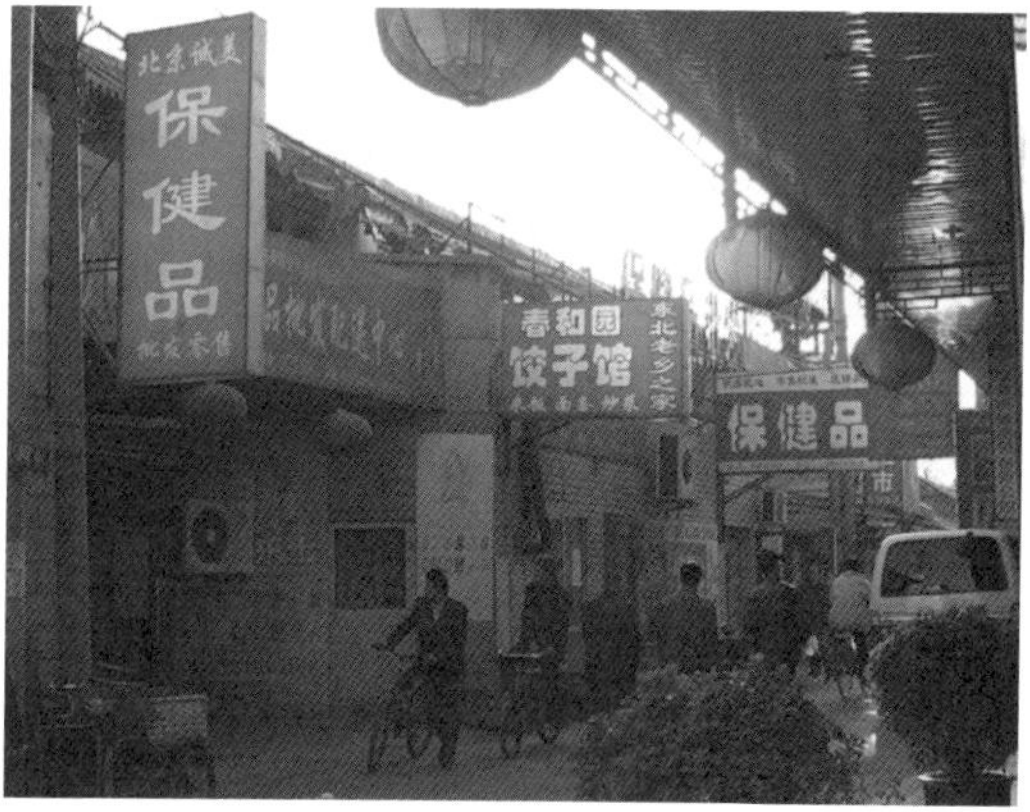

写真 3－3　北京市天安門広場の南に広がる旧市街。コンドームや勃起延長薬液などを売る成人保健用品店が立ち並ぶ（2006 年 3 月）。2008 年の北京オリンピックまでには撤去されそうである

世界銀行ミッションに行ったときに、ついでに街中の商店で調べたところ、コンドームは売っていた。日本製が一箱一〇〇元、台湾製が六〇元、マレーシア製が四〇元、中国製が一〇元といった具合だった。購入しなかったので確認できなかったが、本当に日本製であったのかは疑問が残るところだった。

　国連は、一九九五年までに一、〇〇〇人の中国人児童がエイズ孤児となり、二〇〇一年にはそれが七万六、〇〇〇人に増えていると推定している。

　中国のエイズ対策にもかかわらず、二〇〇三年の全国調査によると、麻薬中毒者のまだ半分近い四五・五％は注射針を共有しているし、売春婦の一九％しか

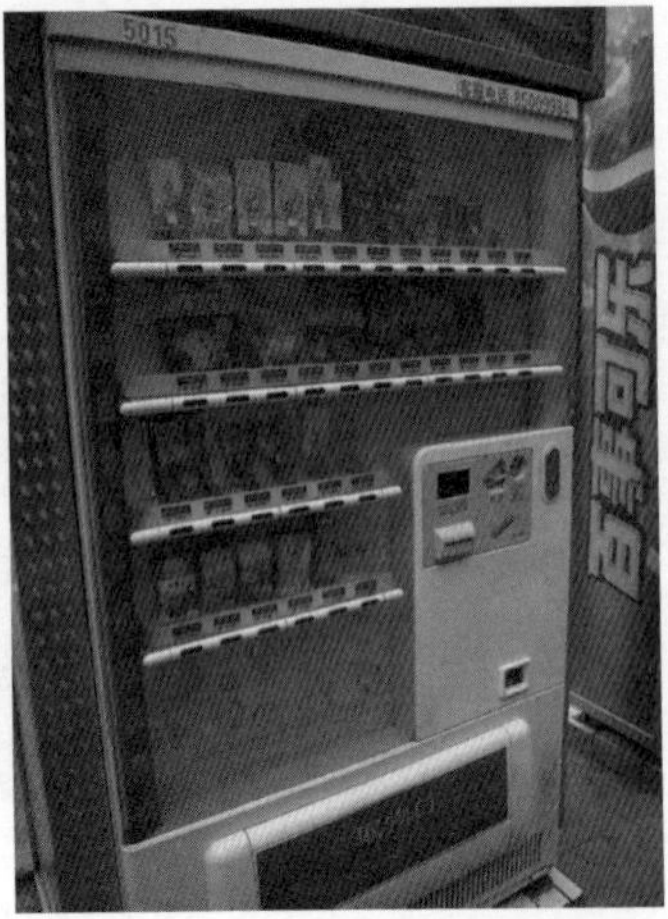

写真３－４　西安市の自動販売機。飲み物や駄菓子のほかに，ティッシュ（1元）やコンドーム（15元）が並んでいる

「いつもコンドームを使っている」と回答していない。トリコモニアスやクラミジアといった、ＨＩＶ感染率をあげる性感染症の蔓延も対策が必要である。

中国は、国家を挙げてエイズ対策に取組んでいるが、まだまだ差別や無理解に対する戦いを含め、エイズ啓蒙活動や、感染予防抑制対策、感染者への治療とケアなど、取組んでいかなければならないことも多い。

中国もＵＮＡＩＤＳの提言を受けて、自発的エイズ検査とカウンセリング（ＶＣＴ）を受けるよう呼びかけている。ＨＩＶテストは、結果だけをそのまま伝えると陽性であったときに死の宣告を受けたようにとられるといけないので、かならずこれからの治療や、パートナーの検査を促し、感染させないことなど、日常生活の注意事項、精神的支援などいろいろなカウンセリングも受けるという選択とセットで行われなければならない。また、陰性であっても、リスクはあるか

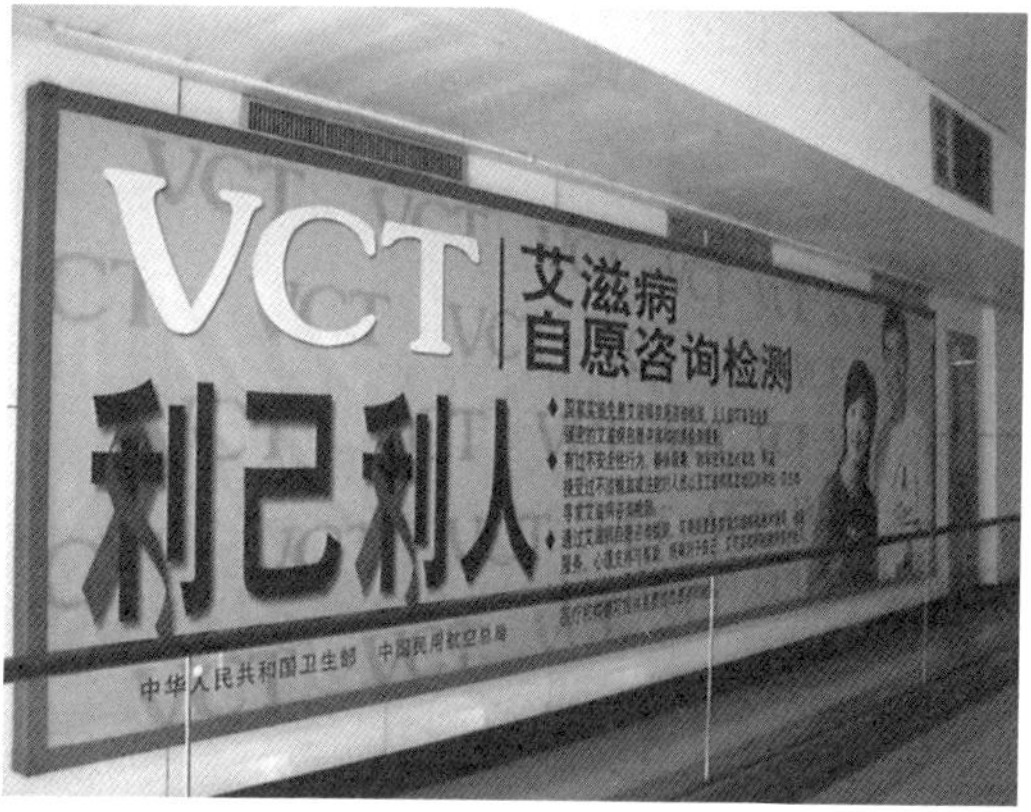

写真３－５　新疆ウイグル自治区ウルムチ空港到着ターミナルの看板。自分のためにも他の人のためにもVCTを受けるように推奨している

もしれないので、予防のためのカウンセリングが用意されていなければならない。よって、単にテストというのではなく、ＶＣＴという。

中国政府は、一九九〇年半ばから世界的エイズ対策に対応しはじめた。一九九四年一二月、衛生部長は世界エイズ・サミットのパリ・エイズ宣言に調印した。一九九五年、国務院は、衛生部の「国家エイズ予防管理強化案」を承認した。翌年、国務院は各部をあわせてＨＩＶ／エイズ予防管理国務院委員会を設立した。一九九八年には、国務院はエイズ対策中長期計画（一九九八―二〇一〇年）を発行した。二〇〇一年には国務院内にＨＩＶ／エイズ及び性病対策オフィスを設置した。二〇〇一年五月には、国務院は、中国国家ＨＩＶ／エイズ予防管理アクションプラン（二〇〇一―二〇〇五年）を承認し、二〇〇二年一二月にはコンドームの広告を合法化した。

二〇〇四年に、UNAIDSと北京二〇〇八年オリンピック準備委員会は、オリンピックに向けてHIV／エイズの啓蒙活動を促進する覚え書きにサインをした。二〇〇六年九月のUNAIDS事務局長ピーター・ピオット（Peter Piot）博士の訪中で、オリンピック会場建設のためなどに多くの農村からの労働人口が従事しているが、彼らをHIV感染から予防し、またHIV／エイズに対する差別をなくすための啓蒙活動を行っていくことを、式典を行い再確認した。

中国のエイズ事情

中国でのHIV感染者報告第一症例は一九八五年である。当初、雲南省などから流入した麻薬注射針使用者が中国のHIV感染報告の七割を占めていたが、流行がすすむにつれ、ほかの感染経路も増えている。

推定二億人ともいう流動人口の移動経路にそって、たとえば、西部の新疆ウイグル自治区などに続く道沿いでは性接触による報告も増えている。また、河南省などの貧困下にある村では、売血によって村人の多くが感染してしまったという悲劇が注目され、有名になったが、同じような事件は他の省の貧しい村々でも起こっている。

二〇〇一年はＨＩＶ／エイズ対策元年ともいえる三つの大きな前進・変化があった。まず、中国のメディアでは、それまでＨＩＶ／エイズに関する報道が禁止されていたが、二〇〇一年五月から報道できることとなった。その後、二〇〇四年、英国ＢＢＣ放送がエイズ村として知られる、売血により多くの犠牲者を出した河南省の村を報道したのをみて、すっぱぬいたかのように論ずる声も多々きかれたが、実はそれ以前に中国メディアでは解禁となっていたのである。

つぎに、二〇〇一年一二月、北京で第一回中国エイズ会議が開催された。これは、その年の予算に組み込まれていなかったにもかかわらず、開催されたものである。その背景には中国政府のエイズ問題への真剣な取り組みが読みとれるし、中国の、いったん決めたら実現化するという実行力を見せている。

三つめに、エイズ対策を優先した中国政府内の機構改革がある。中国中央政府の各部（日本では省庁に相当）の上、すなわち、国務院のすぐ下に、国家エイズ対策委員会を設置した。これによって、エイズ対策は衛生部下の管轄ではなくなった。しかし、同時に、衛生部副大臣がその委員会の会長をするという事態になり、副大臣は衛生部長（日本では厚生大臣に相当）の上なのか、下なのかという矛盾も生じている。

ＨＩＶ／エイズに関する国連テーマグループ（ＵＮＴＧＡＩＤＳ）は、二〇〇二年六月に「中国のタイタニック危機」と題する報告書を発表した。*1 しかし、この報告書は中国衛生部の怒りを買い、数日のうちに在中国国連機関のホームページからはずされた。「幻の報告書」と海外からはかえって注目されたが、二〇〇一年の中国国内の動きを経たうえでの流れであったとも言えるし、かつ、慎重に取り扱わなければならない難しい問題であるといえよう。

中国衛生部の後の説明では、レポートの内容というよりも、発表の仕方に問題があったということだった。結局、この報告書は中国衛生部と在中国UNTGAIDSが協力して合同評価報告書をまとめ、二〇〇三年一二月一日世界エイズデーに発表した。はじめは政府が書き直す予定だったが、内容的に少し修正を加えただけのものとなった。

政策報告書は、その国のオーナーシップ（Ownership）がなければ、いくら立派なレポートを作成しても、実際の政策に反映することが現実的には困難といえる。しかし、もう一点、この事件でも明らかなことは、中国政府と国連との関係である。中国政府にとって、国連はあくまで「中国が所有している」のである。国連のいいなりになることはなく、提言は聞くだけ聞いて、自国に現時点で必要なものかどうか、きちんと判断してから取り入れる。多くの途上国のように、国連に支配させることはない。

さらなる中国のHIV／エイズ対策進展の象徴的なものは、二〇〇三年一二月一日世界エイズデー、温家宝（Wen Jiabao）首相、呉儀（Wu Yi）副総理らが北京地壇病院のエイズ患者を見舞って握手を交わし、患者の言葉に耳を傾けた。また、二〇〇五年の春節（中国の正月）にも、温家宝首理は正月休暇を返上して、河南省「エイズ村」を見舞って、犠牲者を励ましている。

中国のHIV感染者は八四万人で、毎年三〇～四〇%増加していると推測され、UNAIDSの予測によると、二〇一〇年には感染者は一、〇〇〇万人を超える。これは、中国の経済発展にも大きな打撃を与えるだろうと懸念され、アフリカのエイズによって受けた経済打撃を繰り返さないようにという中国の関心事でもある。

二〇〇三年九月の国連総会エイズ特別会議では、中国衛生部の高強常務副部長[*2]が、農村と都市の経済的余裕のないHIV感染者に無料で治療を行うと約束した。政府の公約は、貧困地域のHIV／エイズ患者に対する経済援助、その子女の学費免除、HIV／エイズに関する法律・法規のさらなる改善、HIV／エイズ患者の合法的権益の保護、社会的差別への反対などに及ぶ。政府はまた、エイズの重点対策地域に一二七の総合モデル地区を設け、一部の地域ではコンドームの普及活動、注射針のマーケティング、母子感染予防などを行っている。

二〇〇四年二月には国家エイズ対策委員会の議長を呉儀副総理（副首相）兼衛生部長として、さらに権威を強化し、優先順位を上げた。構成する部（省庁）を二三の部に拡大し、もっともHIV／エイズ問題の深刻な七つの省の省長（知事）やその他の有力者を構成メンバーに加えた。各省にもHIV／エイズ対策委員会を設置し、問題に取り組むことをしめした。

二〇〇五年七月、第七回アジア太平洋地域エイズ国際学会が神戸で開催された。中国からは、エイズ担当の王隴徳（Wang Longde）衛生部副部長（副大臣）が出席し、インドネシアのHIV感染者である若い女性と列席し、HIV／エイズ対策を支援する力強いスピーチをおこなった。マレーシアで開かれた学会では当時のマハティール（Mahatil）首相が熱弁をふるったし、ホスト国は指導者がスピーチするものである。しかし、当日は、郵政民営化法案の否決を争点とした選挙の投票日と重なったため、日本からは厚生大臣でさえも出席せず、海外からの参加者からも非難されたことは残念である。また、それまでのこの学会と違い、中国からの参加者が目立った。それだけ、HIV／エイズ部門に資金がつき始めたともいえるだろうし、中国のHIV／エイズ専門家が国際舞台で、発言しやすい社会環境が整ったのだともいえるだろう。

これらの中国政府政策の変化は問題の大きさの直視というだけでなく、国連をはじめとする国際社会との幾重もの交渉の成果ともいえよう。たとえば、GFATMに応募するためには、その国にエイズ問題があることをまず認めなければならないのである。また、一〇年かけてやっと二〇〇一年世界貿易機関（WTO）加盟を果たし、国際社会の一員を印象づけた中国の関心の一つに、エイズ治療薬の輸入、またはHIV／エイズ治療の安価なジェネリック薬を生産しているブラジルやタイから技術を学び、自国での生産及び輸出を行うという、やがてくるかもしれないエイズ蔓延への備えがある。特別な対策なしには高価な治療薬へのアクセスという恩恵にあずかれない貧困層の人権問題対策、あるいは経済的野望もある。

二〇〇五年一二月一日世界エイズデーを前に、中国の高強衛生部長は、一一月三〇日北京で記者会見し、国内のHIV感染者数を二〇一〇年時点で一五〇万人以内に抑制する目標を発表した。二〇〇三年末にHIV感染者数を八四万人と公表しているが、そこから増加傾向にあることも示唆している。この記者会見でもWHOの専門家と共同に対策を行っていることを強調した。

（「国連エイズ合同計画（UNAIDS）」『世界の社会福祉年鑑二〇〇五』、第三部国際社会（旬報社）に加筆修正）

＊1 UNAIDS中国事務所開設のときから長年、一人でがんばってきたオフィサーが、中国政

府のエイズ問題を否定するような遅い対応に業を煮やし、その職を辞任する直前に発表にこぎつけた。彼自身は先頭にはたたず、ちょうどUNTGAIDSの議長交代時期がWHOとUNICEF代表の離任時期と重なり、中国に赴任したばかりのUNFAP中国代表が議長に就くことになった。その彼女の最初の仕事が、この「タイタニック」報告書の発表会であった。

＊2　呉儀副総理（副首相）がSARS以降、衛生部長を兼任するため、高強氏が実質上の衛生部長である。

世界銀行のエイズレポート

一九九六年世界銀行のミッションで雲南省を視察した時、筆者が作成したレポートは、一九九七年刊行となった世界銀行 Policy research report series の "Confronting AIDS: public priorities in a global epidemic" の準備研究委員会に提出した。このシリーズには、他に、"East Asia Mira-

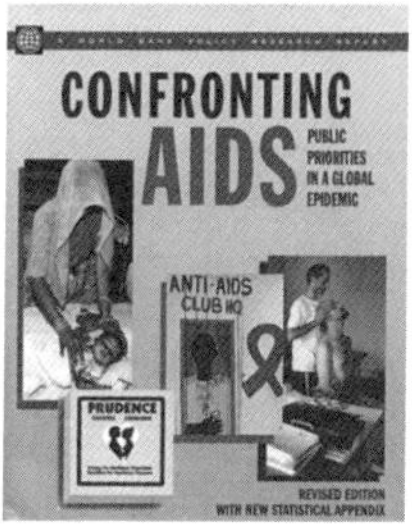

英語原著

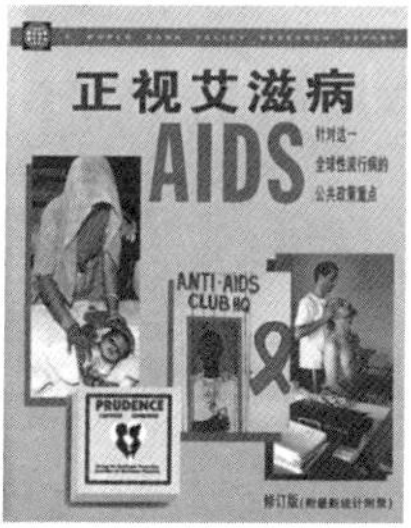

中国語翻訳

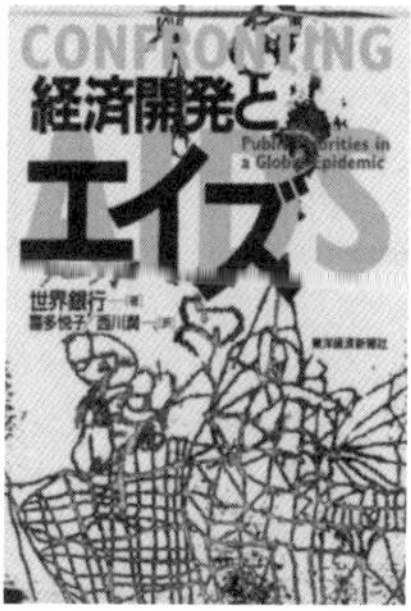

日本語版

cle”（東アジアの奇跡）や“Averting old age crisis”などがある。このエイズについてのレポートは、その後一九九九年に改訂版が刊行された。日本では、一九九九年に東洋経済新報社から『経済開発とエイズ』として邦訳が出版された。

国連世界食糧計画（WFP）から携わったエイズ対策

二〇〇二年の初め頃から、food-for-training（FFT）のカリキュラムの中にエイズの知識・啓蒙が加えられた。これは、UNAIDSを中心にして、中国の潜伏的なエイズ人口が一〇〇万人近いということが言われだしたためで、特に識字率、教育程度の低い農村地域、出稼ぎ労働者を多く産出している地域のエイズ対策が逼迫していると思われた。農村調査に行ってエイズを知っているかと尋ねると、担当官も農民も口を揃えて我々の村には関係ないと否定する。関係なくても、出稼ぎ先でエイズ患者に出会う可能性もあるのだから基本的な知識を持っていた方がよいと説得して話を聞いてもらう。

UNAIDS・UNICEFや他の国連機関で打ち出したストラテジーは主として「文盲・無学」の「盲民層」を対象として、絵や視覚的イメージを使用したもので、WFPの二〇万人以上のFFT受講者には必ずHIV／エイズの基本的知識の講義も受ける事が義務付けられた。これで少なくともプロジェクト実施地域で、FFTを受けたグループの中ではエイズの知識がないという人はいないはずである。

ＷＦＰの作成した視覚教育マテリアルで普及したものにエイズカレンダーがある。これはエイズの基本知識と予防法を簡単に説明したもので、毎月違うテーマで分かり易い説明がしてある。カレンダーは生活必需品なので、プロジェクト事務所も、農業省の出先機関も、ＮＧＯも抵抗なく受け取ってくれる。人気があったので、テーマの並び替えや色彩に変化を付けて何年かに亘って作製・提供した。

後に対象となったのが、出稼ぎに出る男性、長距離トラック運転手、それらを客とするセックスワーカーで、各機関でそれぞれターゲットを絞って基本知識・予防法を教えたりコンドーム配布などを行っていた。出稼ぎの人たちが対象の場合にはやはり視覚教育マテリアルで、彼らの利用する長距離列車の発着する駅の構内や地下鉄の社内にポスターを配布する提案がなされ、当局に許可されるまで時間がかかったようだが今年二〇〇六年春に中国を訪れた際は地方の駅にも地下鉄内にもポスターが見られ、エイズ予防は日常の一部となったようである。

二〇〇二年の段階で、売血による集団感染が広く報道され、中国政府が緘口令を敷き国連でも湖南省には立ち入ることができなくなった。この頃第一回の国際エイズ会議が北京で開かれたが、内務省関係者が「エイズは中国にとって国家治安維持・安全保障の問題である」と発言するなど、騒然とした状態が続いた。

湖南省は、麻薬患者からの流れで中国の初期ＨＩＶ／エイズ患者の流行が起きたところである。発病し、生活の糧を失い働けなくなった人達、その家族の食料自給を助けるプロジェクトがＷＦＰで出来ないかと予備調査を行った際も、麻薬患者が犯罪人と見なされているため、治安の問題が絡み、聞き取りの許可を取るのが一苦労だった。

（庄司　ゆり子：元WFP中国事務所副代表。現在、カザフスタン国連常駐調整官及びUNDP常駐代表）

JICAの中国におけるHIV／エイズ対策協力

さまざまな中国社会の変化やHIV／エイズへの注目が増す流れの中で、二〇〇三年に胡錦濤（Hu Jingtao）国家主席・温家宝首相の体制となり、「以人為本（人間中心主義）」をスローガンとして打ち出す中でエイズ患者への支援の機運が高まった。

具体的には、中国政府は、売血を禁止し、不法な採血所を閉鎖し、輸血用血液の検査体制を強化して血液由来の感染拡大を抑制していった。また、感染者の約四四％を占めると見られる麻薬常用者や、約二〇％と推定される売買春による感染者に対しても、大胆な対策を採用し、感染拡大阻止に全力を注ぐようになった。その結果、一時は「何も対策を採らなければ二〇一〇年には感染者は一、〇〇〇万人に」と言われていたのが、「適切に対策を採っていけば、二〇一〇年時点で一五〇万人に抑えられる」と言われるようになった（二〇〇五年末時点でのHIV感染者は推定六五万人、エイズ患者は同七・五万人。二〇〇五年の新規感染者七万人、死者二・五万人と推定）。それでも、麻薬常用者や娯楽産業従事者への社会的偏見は根強く、HIV／エイズ対策に携わる人材不足もあって、感染拡大防止に向けた課題は多く残っている。

こうした中、ポリオ対策プロジェクト等感染症分野での長い協力実績があったＪＩＣＡに対して、中国衛生部はＨＩＶ／エイズ対策への協力も要請してきた。ＨＩＶ／エイズ対策は単に感染症対策という観点だけでなく社会的要素も考慮しなければいけないことから、協力対象地域の選定も慎重に双方で話し合った結果、中国第二位の貧困省（一人当たりＧＤＰ）である甘粛省を対象に予防に重点を置いたプロジェクトを実施することになった。二〇〇六年六月に始まったこの「甘粛省ＨＩＶ／エイズ予防対策プロジェクト」では、省内の四地域を対象に、ＨＩＶ感染の予防啓発体制と検査・相談体制の整備を主な目的としている。感染の危険性が高いグループや一般住民向けの効果的な普及啓発手法の開発や、モデルＶＣＴセンターの設置・運用へのアドバイス、各種研修の実施等を三年間に亘って協力して行っていく。こうした甘粛省における取組みが一つのモデルケースとして確立し、衛生部や他の援助機関・国際機関を通じて、中国の他の地域へも展開されることを目指している。

（藤谷　浩至）

4　安全な輸血

ＨＩＶ／エイズやＢ型肝炎などに関連してＷＨＯは中国衛生部とともに、「安全な輸血」と献

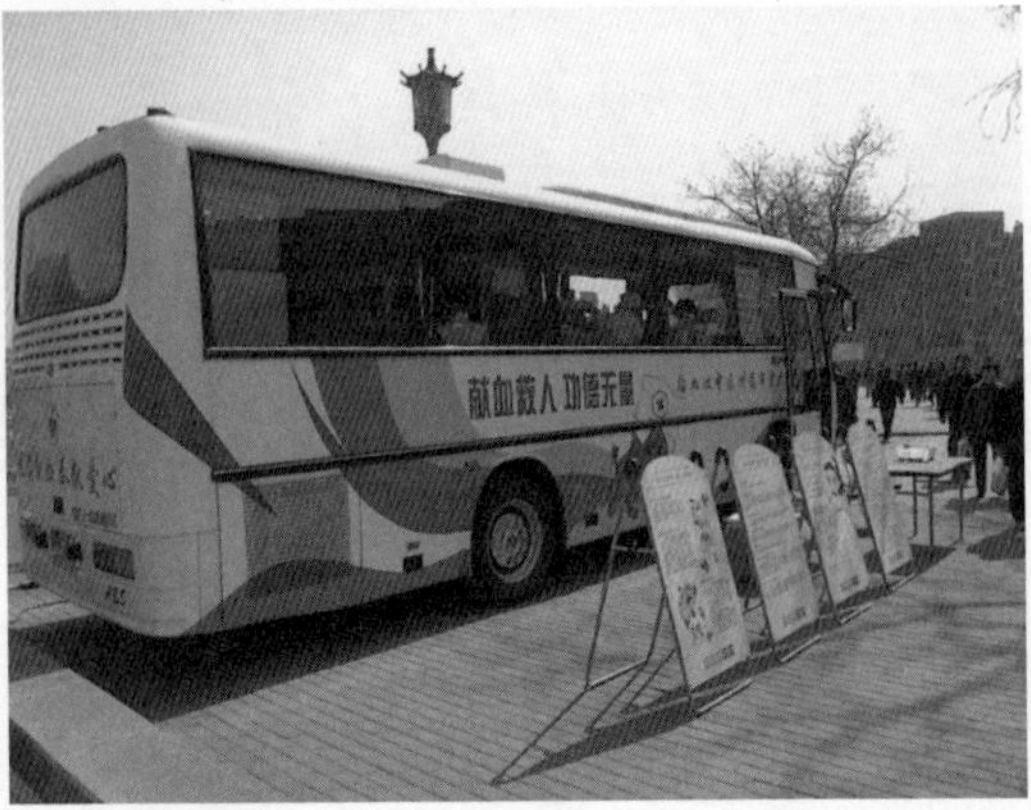

写真3－6　北京天安門広場の献血車

血の促進の対策を講じ、二〇〇一年五月に杭州で「安全な輸血のための研修会」を開催した。筆者がWHO中国事務所に赴任してはじめての出張だった。WHO本部の安全輸血専門家のルック・ノエル氏（Dr Luc Noel）（現在は、臓器移植担当に転職）をWHO中国事務所からサポートする形で参加した。本研修の講師として招かれたのは、イギリスの専門家、アメリカ赤十字の部長、そして、日本赤十字社血液管理センターの土井康至検査部長らであった。日本のシステムがもっとも進んでいたが、他の国に応用するには技術的に進みすぎていて現実的ではないので、シンプル化したアメリカのモデルが技術移転にはもっとも参考になるとされた。

中国では、先にも述べたように売血によるHIV感染の拡がりが問題となったため、献血を控える動きが人々の中に広まる傾向があった。人気俳優で長年エイズ啓蒙活動に従事してきた濮存昕（Pu Cunxin）は、安全な献血を促進するキャンペーンを行っており、地下鉄駅構内などでエイズ啓蒙の広告と共に多くの広告が並んでいる（口絵3）。また、二〇〇八年北京オリンピックに向けて、社会整備を行っていこうとする広告と並んで、人の命を救うのに必要な献血を呼びかける広告がたくさん並んでいる（口絵7）。

5　SARS[*1]

二〇〇三年二月から三月にかけて、主に中国南部の医療従事者から症例を報告され、世界的注目を集めたSARSは、二〇〇三年三月一五日にWHOによって命名された新しい病気であったが、後から遡ってみると、二〇〇二年一一月からの発生症例を見ることができる。当時、WHOには、各国に伝染病発生症例の報告義務を強制する国際的な警察としての役割はなかったが、SARSの後の国際保健規制（IHR）の改正がきっかけとなり、また、中国や周辺地域への経済的・政治的影響、ひいては世界的影響があらゆる範囲に及ぶなど、SARSとその影響は大きな注目を浴びた。

IHRは一九六九年に採択され、一九七三年・一九八一年と改正が加えられたが、SARS流行により、この改正が急がれた。IHRによる三大制圧目標のペスト、コレラ、黄熱病は、発生すればすぐに、可能な限り迅速にWHOに報告する義務がある。人の動きに合わせてヨーロッパやカナダなど世界各地へ飛び火したSARSは、グローバリゼーションの進む二一世紀という時代にIHR改正の必要性への警鐘を鳴らした。既知の指定疾病だけでなく、新興感染症に対応するべく症候群の報告義務の必要性も議論された。

SARSが日本で発生しなかったので、なぜ日本は防ぐことができたのかとよく質問を受けた。日本政府の対応もよかったのであろうが、その網目をくぐってSARSが入りこむ可能性はいくらでもあった。やはり幸運であったというのが実のところであろう。カナダのトロントで老人ケアを行っていたフィリピン人介護士が発病し、帰国するときに成田に寄っている。彼女は、フィリピン帰国後まもなくして亡くなった。彼女の家族たちも差別にあったという。SARS感染者である若い台湾人医師が観光旅行に日本を訪れ、すでに発症していたのにそのまま関空から入国し京都などを観光して帰国した。彼が感染力が異常に強いスーパースプレッダーでなかったのが幸運であったが、そのまま入国させるべきではなかったし、医師たるもの自覚症状がなかったはずがない。日本での観光旅行を続行したことは非難を浴びた。ちなみに、日本大使館の邦人への帰国勧告は、国際機関の基準に合わせ、他の欧米諸国大使館よりも遅らせた。

一九九七年冬の香港での鳥インフルエンザH5N1流行発生のときは、一九九八年一月、WHOと中国衛生部は広東省への共同調査出張へでかけ、インフルエンザ・サーベイランス・システムや状況の調査を行い、協力しながら、改善を進めてきた。

SARS流行が起きた当時、中国における感染症予防管理法は一九八九年のものであった。病気によりカテゴリーA、B、Cと分類され、それぞれに対応の手順が定められていた。省、市、県、郷、鎮、村の各レベルにおける対応とさらに上のレベルへの報告義務があった。SARSはどのカテゴリーにも当てはまらなかったので、当初、中央政府への報告義務のある感染症として認識されなかった。このようなシステムは、人民の移動が限られていた時代には、その地域だけの対応で収まっていたのでうまくいっていた。しかし、グローバリゼーションと社会経済体制の変化と、それに起因するこの二〇年間の中国の経済発展の状況では、もはや対応しきれなくなったことをSARSは証明した。短期間に、広大な中国の他の土地に広がり、また世界の各地に広がっていったのである。この法律を、二〇〇三年SARS流行の時期に改正することはできなかった。なぜなら、全人民大会での承認が必要であるからである。中国衛生部はSARSの症例をカテゴリーBの扱いとし、すぐに報告する義務があると告げる文書を各省以下に配布し、毎日、各省から報告させるようにした。結果、第一〇回全人民大会の第一一委員会は、一九八九年の国家疾病予防管理法を二〇〇四年八月に改正し、二〇〇四年一二月一日に施行させた。

二〇〇二年一一月ごろから広東省での伝染性の高い非典型肺炎の症例が報告され始めた。地方政府と保健部職員らは、疾病予防管理のための情報収集に動いた。中央政府に報告され、中央政府の援助が必要であると要請されたのは二〇〇三年一月であった。WHOへの報告がされたのは二月であり、広東省のさらに詳しい情報が公開されたのは三月であった。中国では旧正月（二〇〇三年は二月）春節のときに、人々が帰省する「民族大移動」がおこるので、それも感染地域拡大の要因とみられた。

二月三日、広東省保健部はSARSの診断に関する公文書を発行した。これには、SARSの初歩的症例定義と感染拡大予防への提言が書かれていた。この内部書簡は四月までWHOには公開されることがなかった。

二月一〇日、在北京の某大使館よりWHOに電話が入り、広東省の非典型肺炎についての問い合わせ、またメールによる感染者発生の噂の報告などがされた。WHO中国代表は、中国衛生部に本件に関する情報公開の要請と、WPROマニラオフィスへの報告を行った。WHOは二月、三月にかけて、衛生部への情報公開の提示要請を継続した。

SARSがわからなかった当初は、鳥インフルエンザH5N1の再発かと思われた。実際、香港は二〇〇二年一二月に鳥のH5N1と、二〇〇三年二月一九日には、人へのH5N1感染の二症例を報告していた。しかし、その可能性が否定されるようになり、WHOは新興感染症の勃発報告の可能性を考え出した。

二月二〇日、第一回の中国へのWHOミッション、すなわち、北京と広東省への米国CDC、日本国立感染症研究所（ＮＩＩＤ）、ＷＰＲＯ、ＷＨＯ中国代表事務所の専門家からなる調査ミッションの許可を中国衛生部に要請した。その同意を得るのは、北京だけでなく広東省への視察を入れることについての話し合いでさらに遅れた。二月二三日に、衛生部は、専門家ミッションが北京を訪問することだけは認可した。三月四日になってやっと広東省の症例の詳細についての議論ができるようになった。そこで、これは全く新しいタイプの新興感染症であるおそれが浮かび上がってきた。そして、これは報告症例や情報が完全ではなく、新しい感染症であるため、報告されていない症例がたくさんあるであろうことが仮定された。ＷＨＯは、広東省への実際の視察ミッションの許可を得るべく交渉を続けた。

三月には、他の国での症例が報告され始め、もはや中国だけの問題ではなく、香港のメトロポールホテルでの大量発生や、その他の香港やベトナムからの症例報告も世界のトップニュースとなりはじめた。三月一二日、ＷＨＯはベトナムと香港の非典型肺炎を報告するグローバルヘルス警告を発令した。三月一五日には、第二の警告を発令し、症例の定義を説明した。そして、この新しい感染症をＳＡＲＳと命名し、海外渡航者らへの情報提供と啓蒙を行った。また、臨床的所見の説明を行い、医療現場で働くスタッフの間での感染例が多いことから、彼らが危険な状況下にあることを警告した。まだ調査中であるがその時点でわかっている感染経路や感染の方法の説明、そして抗生物質・抗ウィルス剤などは有効でないことも通知し、その乱用を避けるように促した。最後に、これは中国だけの問題でなく、他のアジア諸国、北米、ヨーロッパ諸国にも拡大していることも報告した。これは、WHOの歴史上初めて発令した地球的警告であった。

これをいったん発令してしまえば、いったいいつどのように取り下げるのかというのも政治的にセンシティブな問題であった。また、国情の違いでその基準を公正にできるのかという問題もある。カナダのトロントで感染が発生したのを受けて、WHOはカナダへの渡航中止延期勧告も発令した。これには、トロント市長が大変怒った様子で、「WHOとは誰だ！（WHO is who?）そんなもの聞いたこともない。勝手にそんな勧告をするな」と罵倒しながらの大演説を行った。WHOジュネーブは視察専門家をカナダに一人も送らないまま、渡航中止延期勧告を取り下げた。しかし、米国CDCのカナダに対する勧告はしばらく続いていた。

SARSの収束までの道のり

一方、中国政府は、広東省の非典型肺炎は、ベトナムや香港のSARS大流行とは関係があるとはいえないという立場を保ち続けた。

二〇〇三年三月一七日、WHOはSARS対策グローバルネットワークを設立した。これは、電話やウェブサイトを用い、疾病のラボ、疫学、臨床的所見を網羅して情報提供をするものであった。もっとも劇的な発展をしたものはラボのネットワークであった。もともとよく機能していなかったものが、ＳＡＲＳ対応の経験を通して大きく改善され、最後にはＳＡＲＳの正体を突き止めることが可能となった。

ＷＨＯ中国代表は中国衛生部と継続してミーティングを持ち続け、国際的反応を伝え、さらなる情報提供の要請と、専門家の広東省への派遣を含めＷＨＯからできる支援の提示を行った。そのためには、三月一三日のミーティングが転機であった。

三月二四日、中国政府はついに衛生部と中国ＣＤＣそしてＷＨＯミッションの共同討議を二八日まで許可した。このときに、ＷＨＯのＳＡＲＳと中国のいう広東省の非典型肺炎は異変の症例定義がほとんど同じであることが合意された。この間、北京のＷＨＯチームは広東省への視察の許可を待ち、また疫学統計のアップデートを更新していた。

四月二日、ＷＨＯは香港と広東省への渡航中止延期勧告を発令した。これは、ＳＡＲＳが世界に飛び火したという三症例の証拠が確定され、このままではこれからも増加するであろうと予測されたからである。ネット上でも公開されたこの勧告は、すでにいくつかの国がその国民に対して同様の勧告を発令したという背景をうけて作成された。

四月三日から八日まで、ＷＨＯミッションによる広東省訪問がついに実現した。このとき、広東省保健部は情報公開・提供に全面的に協力し、二月に広東省によって作成されたＳＡＲＳ対策ガイドラインも開示された。四月の時点でまだＳＡＲＳの流行はおさまっていないことも明らかとなった。中国での専門用語が国際社会使用のものと統一されていないことも指摘された。四月六日、国際労働機関（ＩＬＯ）ジュネーブ本部のペッカ・アロー（Pekka Aro）職能開発部長が北京の感染症専門の地壇病院で死亡した。彼はバンコクからの飛行機上、ＳＡＲＳに感染し、赴任地でない北京にて発病し、急速に衰え死亡した。この悲報は、北京の外国人コミュニティにも大きな衝撃を与えた。また、国際機関や各国大使館など国際社会が中国政府と交渉をするきっかけともなった。

四月九日、ＷＨＯは広東省への視察結果報告書を衛生部に提出した。その内容としては、「広東省政府は非典型肺炎の流行に正しく対応していた。しかし、ＳＡＲＳが広東省以外に広がっていたら問題はさらに大きくなっていただろう」とし、報告書は広東省よりも北京での対応の悪さを批判した。

広東省視察の結果を踏まえて、次の段階としては、広東省以外へ広がったときの対策、特に五月一日から一週間の労働節における帰省ラッシュ、「民族大移動」の時期への対策計画が急がれた。国内での疑いのある症例報告システムの改善が必要であった。また、ＳＡＲＳに対応できる設備と特別の訓練を受けた医療スタッフを配備した病院だけが、ＳＡＲＳ患者を扱うことができるようにすることが必要であった。ＷＨＯは、特に北京でのその状況の評価が必要であると見た。

WHOミッションは四月一一日から一五日まで北京の医療施設を視察してまわったが、はじめは軍病院だけは視察許可が下りなかった。しかし、後に軍病院の代表者一人にも視察団に加わってもらい、後に四月一五日に二ヵ所の軍病院の視察も認可された。メディアや他の情報源から得た、北京政府や軍病院での報告症例数は実際の数よりかなり下回っている疑いがあるという噂をWHOは意識していた。WHOミッションの視察により、「まだ観察中」という扱いである症例が衛生部に報告されていないことが明らかになった。WHOは症例報告制度の改善の必要を訴え、このままでは、北京でも香港や広東省並みのSARS大流行に襲われる危険があると訴える報告書を四月一六日、衛生部に提出した。

四月一六日、衛生部に報告書を提出した後、WHO北京オフィス（隣の空オフィススペースまで緊急に拡大したスペース）にて、メディアや各国大使館などへの情報提供が行われQ&Aセッションが持たれた。座りきれない多数の大使館関係者、報道陣が集まった。そこで、北京に一〇〇から二〇〇のSARS症例が推定されること、「疑いあり・観察中」の症例は一、〇〇〇以上に上ることを発表した。これは、北京の公式発表三七症例をはるかに上回る。

四月二〇日には、張文康（Zhang Wenkang）衛生部長（厚生大臣に相当する）と孟学農（Meng Xuenong）北京市長が、SARSの対応不適当、情報隠蔽の責任をとって解任された。この日を境に感染予防体制は一変した。衛生部長、北京市長の解任の他、呉儀副首相が直接指揮を執り、国家主席、首相を先頭に党・政府・軍を総動員して対策のための統一機構を設置し、新型肺炎治療のため専門病院を指定する一方、北京郊外昌平区小湯山に突貫工事で千床の隔離病棟を新設し解放軍医療班を全土から集めるなど、患者の受入れ体制を整えるとともに、SARS関連製品や生活必需品の供給に万全を期するよう強力な指導を行った。

四月末には、WHOコンサルタントとして招へいした海外渡航医療専門家の提言により、渡航者の体温スクリーニングを五月一日の労働節前に、航空機、鉄道、船、バスなどの公共交通において開始することとなった。

五月第一週目までに、北京において二千の疑いのある症例が報告され、毎日一〇〇の新症例が報告され、他の省からも報告された。しかし、伝統的な感染症対策、すなわちサーベイランス、検疫、隔離、感染予防によって、さらなる感染拡大を防ぐことに成功しはじめた。五月七日までには、すべてのSARSの疑いのある患者は、北京郊外に新設された病院施設に移された。五月八日に症例数はピークを迎え、その後、一日あたりの新症例数は減少しはじめた。

WHOと衛生部合同ミッションは、五月八~一二日河北省へ、五月一二~一六日は広西チワン族自治区へ、五月一四~一八日は河南省へ、そして、五月一八~二二日は安徽省へと視察に行った。

毎年、五月末に、ジュネーブにおいてWHAが開催される。二〇〇三年五月も一九日から二七

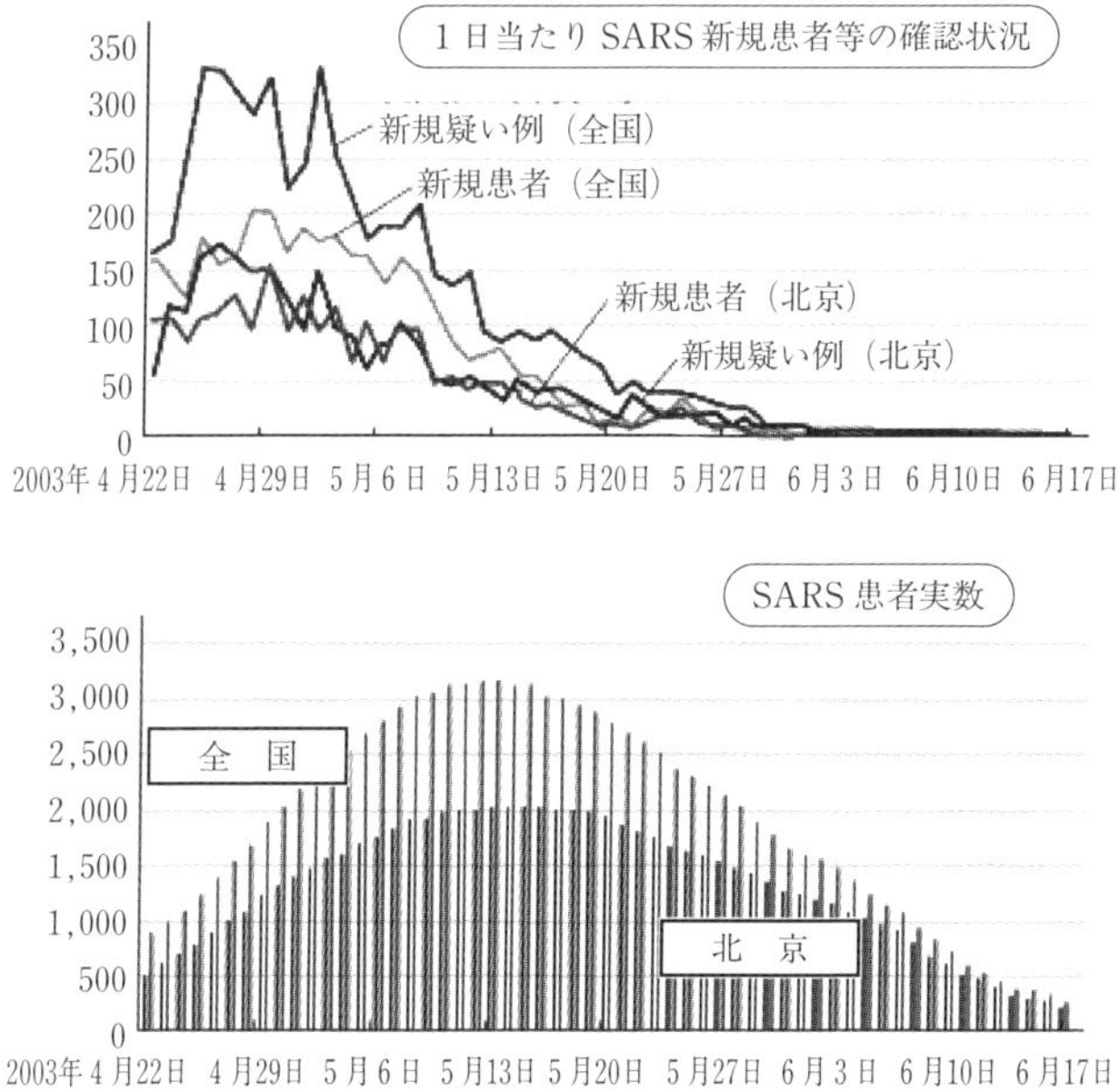

患者実数＝患者総数－（退院者累計数＋死亡者累計数）

図3－1　北京市及び中国本土におけるSARS患者の推移
出典：日本大使館領事部HP

日まで開催されたが、そこで、SARSは最重要議題の一つであった。総会に出席した馬暁偉（Ma Xia-owei）衛生部副部長は、中国のSARS流行がすでにピークを超えたことを発表した。そこで、SARSに関する決議案が通過した。この決議案で重要なことの一つに、正式な診断が下されていなくても、噂も報告義務があるということである。広東省の経験からもSARS流行初期の症例の認識は噂からであった。

五月二九日に、北京での日例報告を始めた四月以来初めて、新症例の報告がなくなった。その後、五月末まで中国全土での報告数は収束への道をたどり、最後の症例報告は六月初めであった。

六月一〇～一二日まで、WHO上級職員による北京訪問が行われた。渡航勧告を取り下げるかどうか決めるために、感染が報告された全省のデータを査定するためであった。

六月一二日、衛生部とWHOの初めての合同プレスカンファレンスが開催された。SARS流行に対応して財政部より移動した高強新衛生行政部長（衛生部長は呉儀副総理が兼任となったので、実質上の衛生部長）、WHO本部のデイビッド・ヘイマン（David Heyman）感染症部長（米国CDCより出向）、WHO中国事務所のヘンク・ベカダム（Henk Bekedam）代表が、SARS抑制はうまくいっていると声明を発表した。

六月一三日、WHOは河北省、内モンゴル自治区、山西省、陝西省、天津への渡航勧告を解除し、広東省、河北省、湖北省、内モンゴル自治区、吉林省、江蘇省、山西省、陝西省、天津を最近の感染症報告地区のリストから削除した。衛生部とWHOの合同ミッションは、六月六～一四日に天津と、一七～二五日に山西省と内モンゴル自治区の報告症例の多かった地域を視察した。

六月二四日には、衛生部とWHOによる合同プレスカンファレンスで、尾身茂WPRO事務局長が北京を最近の感染症報告地区のリストから削除し、渡航勧告の解除声明を発表した。これをニュースで見たのを覚えている読者も少なくないだろう。この尾身氏の訪中はプレスカンファレンスまで内密にされ、WHO内でも限られた担当スタッフだけで隠密に準備が進められた。これは渡航勧告の中、WPRO事務局長がマニラから飛んでくるということがメディアに早く伝わると、何かが発表されるという噂が飛び交う混乱をさけるということもあるが、もう一点として、SARS抑制の手柄を、WHO本部に横取りされてしまわないように、実際に現場で、その地域で働いてきたWPROとその配下のWHO中国事務所が発表する重要な役割を維持したアクションでもあったと取れる。

カナダと台湾のアウトブレイク（感染症などの突発的発生）の抑制成功を待って、WHOは二〇〇三年七月五日、全世界のSARSは抑制できている（under control）という声明を発表した。

中国政府のSARSへの対応が急激に動きだしたことには、経済に及ぼす影響と国際社会での立場の維持への関心によるところが大きかったと言われている。経済に及ぼす影響への関心であったといえることのひとつに、日本人への入国査証の免除がある。シンガポール人、ブルネイ人、日本人のパスポートへの二週間以内の入国のための査証が免除された。これは、日本人ビジネスマンの訪中を遅らせ、商談成立が一日でも遅れることを防ぐための政策として発せられた。現に、日本の会社は中国に移した工場をまたベトナムやインドネシアに戻そうかとリスクの分散化を決断するところまで来ていた。また、中国に発注する夏物どころか、次の冬物のファッション衣服の商談にももう間に合わない時期になっていた。この入国査証の免除は中国では衛生部より強い権限を持つ外交部のきめたことで、衛生部の職員には嬉しい知らせではなかったようだ。礼を尽くしている彼らも一瞬顔がくもるのでそれが分かる。韓国は、日本がみとめられてなぜ韓国はみとめられないのかと不満げであった。中韓関係は良くなっている折、その親密化に比べて、当時の小泉元総理時代の日中関係について日本のマスコミが騒ぐが、中国政府はやはりまだ日本との経済的関係を重視しているということではないだろうか。SARS流行が落ち着けば、この免除は解除されるのかとも思われたが、二〇〇六年末現在、解除されていない。政治的関係は冷えても、日中の経済交流の重要性を中国政府が重視していることの現われでもあろう。

WHOではジュネーブにあるWHO本部、マニラにあるWPROとその下のWHO中国代表事務所、ベトナム代表事務所、北朝鮮やタイ、インドネシアなど近隣諸国を扱いニューデリーにある東南アジア地域事務局（SEARO）、中央アジアを扱い、コペンハーゲンにあるヨーロッパ地域事務局（EURO）などがSARSや鳥インフルエンザにもっとも関与するオフィスである。WHOの地域事務所の分け方を見るときわめて政治的である。北朝鮮は韓国と同じにならないために、WPROではなく、SEAROであるし、パキスタンはインドと同じSEAROに入りたくないために、東地中海地域事務局（EMRO）に入っている。そのため、SEAROの大国が少なくなってしまうので、タイとインドネシアが本来なら地理的に見ると他の東南アジア・太平洋地域と一緒であるべきでWPROのはずだが、SEAROとなっている。面白いのはモンゴルで、はじめSEAROにいたが、SEAROではドナー国がないのであまり資金的援助が期待できないことから、日本、オーストラリア、ニュージーランドなどドナー国のいるWPROに願い出て移動した。ところが、大国中国の蔭になることを嫌い、WPROに移動したその二年後には、「われわれはモスクワで教育をうけたヨーロッパ人である」と理由をつけて、EUROへの移動の要請を提出した。まさに、遊牧の民の国と言えようか。北朝鮮はSEAROであっても、現実の移動には北京を通過するので、WHO中国代表事務所がロジスティック（輸送など）の支援は行っていた。

このような地域の分け方は諸国連機関によって違うし、それぞれの地域事務所のあるところも違う。バンコクには、UNICEF、ILOなど地域事務所やESCAPなどがある。ILOはマニラにもあるが、中国をカバーしていたのはバンコク地域事務所であった。また、地域事務所の役割と権限も諸機関によって異なる。

在北京の大使館と国連機関の入り口には諸機関の門番のほかに、脱北亡命者が逃げ込むのを防ぐために中国の警察官が配置されており、周辺は鉄線で二重に囲われている。北京では、筆者は

ＷＨＯを代表して北朝鮮大使館のパーティーに参加する機会があった。この大使館にだけは中国側の見はり警察官も立っていない。このような外交ゾーンに働きあるいは住む国連職員にとっても、脱北者にはできるだけ逃げ込まれないようにしないといけないが、一方、一旦、彼らが領域に入れば、今度は彼らを守らなければならないという、ダブルスタンダードのような方針であった。

ＷＨＯの本部がＳＡＲＳ対策において貢献したことは、ＷＨＯの世界的伝染病発生警戒・対応ネットワーク（ＧＯＡＲＮ）によって世界の情報交換と世界に散らばる専門家の同定するネットワーク機能を作り上げたことである。このネットワークは、途上国のエボラ出血熱の対応などを通して発達してきたものであり、ＳＡＲＳに対応するにも、大きな役割を果たした。一方、アジアでのＳＡＲＳはいままでの疾病のアウトブレイクとは異なり、瞬時に完璧に対応できたわけではなく、ＳＡＲＳの経験を通して、緊急時対応の情報公開など盲点が明らかとなり、改善されることにもつながった。

ＷＨＯ本部は、日々アップデートされた情報を集め、ウェブサイトで公開していった。このような前例のないネットワークにより、ＳＡＲＳの原因は迅速に科学的に突き止められ、実験室でのラボテストも開発された。しかし、ＳＡＲＳ疫学と治療に関しては画期的に進展したが、当初はラボネットワークに関しては劇的な結果はみせられなかった。

ＷＰＲＯ地域事務所では、地域の流行の抑制、発生した国の医療保健インフラの支援、危険がある国への準備支援、最新情報の公開を行った。ＷＰＲＯ下のベトナム代表事務所との情報交換、専門家派遣も行った。モンゴルへの拡大を防ぐことができたのも地域事務所の働きがあろう。ＳＡＲＳ流行時、紛争地域のように忙殺される中国代表事務所の働きをマニラの地域事務局が支援した。国境を越えての情報収集、提供にも重要な役割を果たした。ＪＩＣＡによる三百万ドルのＳＡＲＳキット（医療従事者用のマスク、手袋、ガウンなどＳＡＲＳ抑制に必要な道具・物資）支援が迅速に対応できたのも、ＷＰＲＯとＷＨＯタイ（タイはＷＰＲＯでなく、ＳＥＡＲＯのメンバー）との連携による。

ＷＨＯ中国代表事務所は、疫学、サーベイランス、疾病抑制管理、ラボ、研究、渡航医療情報と勧告、メディア対応、情報発信、フィールド視察の手配、膨大に押し寄せるコンサルタントの対応などに従事してきたことは先にも述べたとおりである。二〇〇三年一月から、アメリカ、オーストラリア、フランス、日本など一四ヵ国の専門家八〇人以上を迎え、その受け入れだけでも仕事量が何倍にも膨れ上がった。ＧＯＡＲＮネットワークを使って送り込まれてきた専門家もいるし、チリやスウェーデンなどから直接ＷＨＯ中国事務所へ派遣された専門家もいた。

ＳＡＲＳは、ＷＨＯや諸外国が中国に対する渡航延期勧告を発令するなど、一時的ながらも中国の社会経済等へ大きな混乱や影響を及ぼした。また、突発的な感染症に対する中国の衛生体制の課題を浮き彫りにし、「突発性公共衛生事件応急条例」等が制定された。また、ＳＡＲＳは、二〇〇三年四月より法定感染症に指定され、「伝染病予防法」や「伝染性非典型肺炎予防・治療管理弁法」等に基づいて、対策が講じられた。ＳＡＲＳは短期間に多くの患者が発生したことや確定的な検査・治療法が確立していないことと相俟って、医療衛生分野への財政投入など、中国における資源配分の見直しを喚起することになった。

中国の今までの報道は、中国政府や人民軍が災害や諸問題から人民を救うために一生懸命働いたことを賞賛するトーンであり、政府を批判ばかりしている日本のマスコミとは報道の姿勢が全く違う。一方で、中国政府を賞賛するあまり、他の国を賞賛する場面はみかけなかった。人民日報にも、日本による援助の紹介が載っていても、同じページに必ず、「今日は日本軍による侵略事件の一つである何かの記念日である」という記事と、古い写真が載る。

ＳＡＲＳのときは、はじめは中国政府や医療従事者であるヒーローたちの献身的活動が紹介されていたが、後に外国朋友からの援助が来たことも報道されるようになった。実は、援助したのは日本のＪＩＣＡが一番手であったのだが、ＷＰＲＯと連携して、ＷＨＯを通したために、日本としての名前は表面には出ずに、中国メディアでは、その後にルフトハンザ専用機でドイツ製の使い捨ての医療用手袋やガウンや注射針を空輸したドイツがまず紹介され、それからロシアが紹介された。

ＳＡＲＳ流行の時も、各国の援助をみるにつけ、それぞれのお国柄がでてくる。オーストラリアは多額な援助をだすが、その援助はすべて、オーストラリア人コンサルタント代などに使われ、オーストラリアにデータも持ち帰りオーストラリアの専門家にとって利益となるように、つまり自国に還元されるようになっている。オーストラリアと西欧とアメリカはそれぞれ手柄の取り合いをして競争していた面もある。ニュージーランドは、何も条件をつけずに単にＷＨＯに献金した良心的なドナー国であった。ＪＩＣＡもすぐに必要な物資を調達し、それも、日本製という条件をつけずに、現地で調達可能な中国製で現地の専門家が説明書を読め、使い方の分かる、かつ予防基準にあったものを購入するという、これも大変良心的なものであった。

北欧も一般的に良心的である。北欧の場合は、英国やフランスなどのように旧植民地国との歴史的関係がなく、援助が産業のひとつの柱でもあり、自国の雇用機会を創出するという側面もある。

各国際機関や援助機関が競ってリーダーシップをとろうとするＨＩＶ／エイズ分野とは違って、ＳＡＲＳのときは、ＷＨＯが国連機関リーダーシップの中心となった。ＳＡＲＳの解明のために、国連食糧農業機関（ＦＡＯ）中国事務所はもっとするべきことがあったと思われる。他の国連機関の活動としては、UNICEFがもともと"Life Skill"のパッケージを使って活動をしており、スキルを基礎とした健康教育が重要な貢献をしている。それには食事の前に手を洗う習慣、大人からの受動喫煙の健康への害、エイズ予防啓発教育などが含まれていた。SARSのときには、SARS感染予防などに関する啓蒙教育も付け加えられた新しいバージョンが開発された。これも、「人間の安全保障」への脅威に対する対策のひとつである。

SARS流行から何を学んだか——明らかになったこと——

感染症は今もなお人々の命と健康に致命的な影響を持つものであり、経済と政治的影響が大きい。グローバリゼーションの進む現代、その拡大の可能性も大きく、影響も大きいため、対策もそれに対応したものでなければならない。情報公開・提言は迅速に行わなければならない。そのため、メディアは重要なパートナーである。

SARS対応については、大国中国ならではの他に例を見ない大規模な動員力（Mass Mobilization）と大掛かりな啓蒙活動（Mass Campaign）の威力が発揮された。中央政府が決定したことに対する、広大な国家のすみずみまでいきわたる全国挙げての動員力と推進力にはすばらしいものがあり、それがSARS対策の成功の一つの要因でもあった。

一方で、SARS流行は中国の保健医療制度の弱点をついたとも言われている。これは、HI

V／エイズなど他の感染症や疾病への対応についても同じく言えることだが、根本的に保健医療制度の改革が必要である。中国農村の合作医療保健制度（CMS）について詳しくは第八章で述べる。

中国はもともと、「裸足の医者（barefoot doctor）」制度[*2]とともに地域に広がった合作医療保健制度（CMS）を持っていた。これについても詳しくは第八章で述べる。

次の冬が近づくと、またSARSは再流行するのかという質問が多く寄せられるようになった。WHO中国代表事務所の答えは、「再流行するかもしれないし、しないかもしれない。今年の冬にしなくても何年後かにはするだろう。しかし、同じようなパニックにはならない。今回のSARS対策で多くのことがわかり、抑制管理する術もわかっており、あらゆる関連の制度が改善されたので対策をすぐに取ることができ、心配することはない」というものであった。それでも、二〇〇四年の冬は緊張感があったが、今のところ再流行していない。

SARSによって引き起こされた中国社会の変化

SARS以後の中国政府は、ますます国際機関との協力体制を強くし、サーベイランス制度の改善を含め、あらゆる健康問題に取り組んでいる。SARSは、世界保健機関のような国際機関だけでなく、中国政府の中で優先される省でなかった衛生部が発言権を増し、予算を獲得する絶好の機会でもあった。ＳＡＲＳ対策においては、諸外国からの援助もあったが、中国政府自身が優先と一旦決めたら、すぐに二〇億人民元という莫大な予算が配置された。中国においても他の国に漏れず、力と予算を持っているのは財務省、経済貿易省と軍部であり、衛生部は弱い部（省）である。

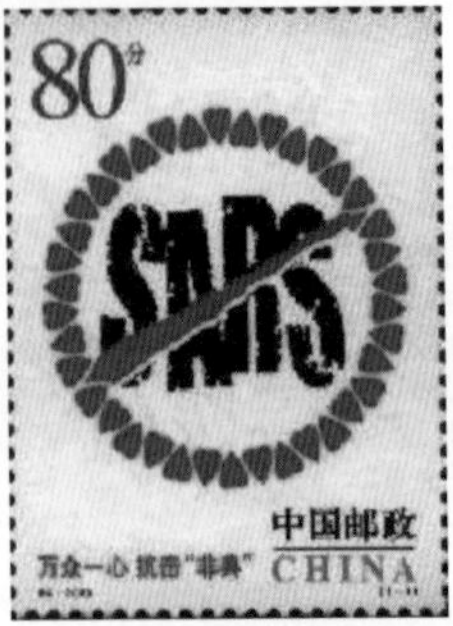

写真3－7　2003年5月19日に発売された「心を合わせ，みんなでSARSに立ち向かおう」と書かれたSARS抑制成功記念切手。売り上げは全て医療関係部門に寄付された。SARSは中国語で「非典（非典型肺炎）」という

北京でＳＡＲＳが流行した時期と、二〇〇三年三月の第一〇回全人民代表大会（全人代）における中国の指導者交代とは前後する。第一会議は二〇〇三年三月五日に開幕し、新しい国家機関の指導体制を選出し、一八日に閉幕した。国家主席に胡錦濤総書記、国務院総理に温家宝が新しく選出され、国家中央軍事委員会首席には江沢民（Jian Zheming）が留任した。この歴史的大事業が滞りなく終わるまで、ＳＡＲＳの情報は抑えられていたのか、その発生が、中国全土から代表団が北京に集まることを可能とす

る時期に、ぎりぎり間に合ったのか、という議論がある。どちらにしろ、SARSは「小康（Xiaokang）社会の全面的発展」を新政権の基本方針とする新しい指導者たちに、いきなり予想もしなかった難問課題を突きつけることとなった。経済開発を優先するだけでなく社会開発の重要性が訴えられた。新体制の基本方針についても、第一六全人代が提起したこの「小康社会の全面的発展」が再び確認された。温家宝新総理も、新政権の「二つの目標」として、「経済の持続的な成長を維持」すること、また、その実現のためには、「政策の安定性と一貫性」を維持する必要、すなわち、国内的には、「内需拡大の方針を堅持し、積極的な財政政策を実施」し、対外的には、「WTO加盟という絶好のチャンスをつかんで引き続き対外開放を推し進める」ことを強調した。同時期、三月二〇日にアメリカとイギリスが開始した「イラク戦争」と並ぶ国際的影響力をもつことであった。中国は早くからイラク戦争後の復興と石油に目をつけていたので、戦後復興期のチャンス時に、SARSによる中国経済への経済的打撃は避けたい事項であった。

SARSのために、世界経済フォーラム・中国ビジネスサミットや、北京で予定されていたローリングストーンズの初の中国公演など世界的ニュースとなるイベントが次々とキャンセルされていた。SARSが国際社会における中国のイメージを大変悪くしていた。一度二〇〇〇年オリンピックでアテネに負けた後、無念を晴らすために国家を挙げて予算をつぎ込み誘致に成功した二〇〇八年北京オリンピックの開催の権利であったが、その北京オリンピックの開催能力への不安も議論されるようになった。

東南アジア地域のあらゆる国際会議が中止されていた中、四月二九日にはSARSへの対策を協議するために、東南アジア諸国連合（ASEAN）と中国の特別首脳会議がバンコクで開催された。シンガポールのゴー・チョクトン（Goh Chok Tong）首相の呼びかけによって開催されたもので、中国によって開催されたものではなかったが、中国の国際的イメージの回復には寄与することになった。SARS根絶のための協力関係を強化する必要性に同意し、特別基金の設立、情報ネットワークの構築、共同研究の実施、出入国管理の当局者会合の早期開催、ホットラインの設置などに合意した。温家宝総理は特別基金に中国が一〇億元を提供することを発表し、中国の貢献を強調した。この会議の成果は中国の責任ある大国としての風格として評価された。さらに、指導者たちの努力は続いた。SARSの拡大は、経済的影響だけでなく、医療制度の遅れる農村地域での不満の増大、社会の不安定にも及ぶ危険があった。胡錦濤総書記は五月一一～一四日に四川省を視察し、SARS対策と経済発展の両立を強調した。SARS対策として五月二〇日までに一〇〇億元を投入した。

北京オリンピックの前にSARSがもしも再流行して予防管理が失敗に終われば、オリンピック開催はキャンセルになる可能性もある。毎冬、SARSが再流行しないかという心配が消え去ることはない。

ＳＡＲＳ以降、鳥インフルエンザなど世界的に広がる感染症に対する国際的関心は高まった。それはヘルスセクターにおいてもチャンスであった。二〇〇六年一月北京で開催された会議では、鳥インフルエンザ対策のために関係諸機関は世界銀行などから、多くの資金を調達することができた。

中国の新興感染症への対応――SARS・鳥インフルエンザからの教訓――

中国はインフルエンザパンデミック（世界規模の流行）を起こすウイルス発生のホットスポットとして、インフルエンザ研究者の間では以前より注目されていた。実際に、二〇世紀におきた三回のパンデミックのうち少なくとも二回のパンデミック、すなわち一九五七年のアジアインフルエンザと一九六八年の香港インフルエンザは中国が起源であったと考えられている。香港インフルエンザの名前は、ウイルスが最初に分離されたのが香港であったためにつけられたものであるが、そのウイルスが香港で最初に分離されたのは一九六八年の七月一七日のことであった。その後わずか一〇日ほどで流行はピークに達し香港だけで五〇万人にも及ぶ感染者が発生することになる。この香港でのウイルス分離のわずか五日前、すなわち七月一二日付けのロンドンのThe Times誌が中国本土での大規模な呼吸器感染症の流行を報告していた。この中国本土での流行が香港インフルエンザによるものであるという確証はないが、時系列から考えても香港インフルエンザによるものと考えて間違いないと考えられる。各国は中国本土の保健当局に情報の提供を求めるが、文化大革命が始まったばかりの中国からは何の情報の提供もないままに、ウイルスは世界中に広がり、一九六九年始めまでに世界の大部分の地域に流行が起きることになる。

この一九六八年の香港インフルエンザからちょうど四半世紀が経過した二〇〇三年のSARSの流行でまた歴史は繰り返されることになった。当時、筆者はWPRO（フィリピン・マニラ）で感染症対策にあたっていた。WHOが中国・広東省での原因不明の肺炎の流行の最初の情報を得たのは二〇〇三年二月一〇日になってからであった。しかしこの時点ではさまざまな情報が錯綜していて、流行の規模やその内容についてははっきりしなかった。直ちに、北京の事務所を通して、中国の衛生部（保健省）に情報の提供を求めた。これに対し、中国側からは二月一一日に回答があったが、その内容は、三〇〇人程度の患者が出ているが、流行は終息に向かいつつあるというだけで、流行の詳細については依然不明であった。この頃になると、広東省・香港を中心とするメディアがこの流行についての報告を始める。WHOは連日のように中国側に情報の提供を働きかけるが、我々が求めていた疫学情報、検査結果などの詳細な情報の提供はなかった。

二月二〇日には広東省での流行調査のためのチームの派遣を中国側に強く提案するが、中国側の同意は得られなかった。しかし、国際的な関心も高まってきており、この状況を何とか打破する必要があった。二月二一日にはWHOのチームを、とりあえず北京に派遣することを決定し、筆者を含む三名のチームが、急遽北京に向かうことになった。しかし、この後も中国側の反応は鈍く、一週間以上も衛生部側からは何の情報提供もない状態が続いた。三月四日になってようやく中国CD

Cとの会議が開催された。この会議で中国側がそれまでの患者数、臨床所見、疫学調査の結果などをプレゼンテーションした。ここで提示されたのは、我々が今まで見たこともないような疾患であり、これまでに確認されたことのない新しい疾患であることが強く示唆された。

WHOが最初のチームを中国に派遣すべく、中国政府と交渉していたころ、実はすでにウイルスは中国本土から世界へと広がり始めていた。そのきっかけとなったのは広東省から結婚式に出席するために香港に向かった六四歳の男性であった。この男性は二月二一日に香港のホテルに滞在していたが、このホテルで少なくとも一五人の宿泊者にウイルスを感染させ、これらの感染者が香港・トロント・シンガポール・ハノイでの流行を引き起こすことになった。歴史に「もし」は禁物であると言われるが、もし広東省での流行の詳細がWHOにもっと早くもたらされていれば、これら各地での流行を早期にコントロールすることが可能であったかも知れない。

しかし、中国政府の反応は四月に入ると大きく変わることになる。四月二日にはそれまでWHOが求め続けてきた広東省への国際チームの派遣が許可され、情報も迅速にWHOに提供されるようになり、中国を始めとする各国の努力によりSARSは急速に収束へと向かっていくことになる。そして、二〇〇三年七月五日にはWHOが世界的なSARSの封じ込めを宣言した。

SARS封じ込めから半年も経たない二〇〇三年一二月に、今度はインフルエンザA（H5N1）による鳥インフルエンザの流行がアジアを中心として起こることになる。SARSの教訓や国際社会からの強い圧力もあり、中国政府はWHOなどを通じて情報の提供を比較的迅速に行っている。しかし、分離ウイルスがWHOリファレンスラボラトリーと十分に共有されていないことや、二〇〇三年一二月に起きた、人へのH5N1の感染（中国本土での最初のH5N1の感染例）がWHOに報告されていなかったことが判明するなど問題点もまだ残されている。

二一世紀に入った直後に、SARSとH5N1という二つの新興感染症の世界規模の流行という危機に人類は直面することになった。その背景には、グローバリゼーションや経済発展などが重要な要因としてある。新興感染症は、今後も人類にとっての脅威であり続けることが考えられる。このような感染症はもはや一国の問題としては解決ができない。世界各国が協力してこのような危機に立ち向かう体制を作り上げていくことが強く求められている。

（押谷　仁：元WPRO感染症地域アドバイザー。現在、東北大学大学院医学研究科微生物学分野教授）

SARS流行時の現地勤務経験

当時、筆者は、北京にあるWHO中国代表事務所で医学官員として勤務していた。NCD対策が担当であり、慢性疾患、栄養、運動促進、環境、交通事故など傷害防止、など多岐にわたる健康促進分野を担当していた。感染症であるSARSは直接の担当ではなかったが、北京事務所常駐の唯一の日本人職員として、嵐のようなSARS流行（発生）対策・対応を体験した。それまでは、こちらから潜在的出資者に出かけていってお願いし資金調達を行っていたが、SARS流行の時期は、たくさんの出資希望者が押し寄せてきたのでその対応、またマスコミの対応もせねばならず、

SARSという感染症そのものへの対策の展開にあわせて、WHO中国代表事務所内の体制が整えられていく過程で、初期の段階のあらゆる対応に追われた。

SARS流行の時期は、カウンターパートである中国衛生部や中国CDCのNCD部署のスタッフたちも、本来の仕事を停止し、SARSの対応に借り出されたので、WHOのNCD活動もほとんど動かない状態となった。筆者は当時、国連在中国災害チームにおけるWHOのフォーカルポイントもしていたので、ドナーへの対応に従事することになった。メディア対策については、UNICEF中国事務所に資金調達と広報のためにコミュニケーションオフィサー（英国人のシニアオフィサーと、日本人のオフィサー、中国人である現地スタッフ）らが常駐しており、メディアにも対応していたことを、WHO中国事務所代表として赴任して数ヵ月と日も浅い代表に説明し、WHOにも公衆衛生技術職が片手間に対応するのでなく、渉外オフィサー／メディアオフィサーをリクルートする必要を訴えた。UNICEFなどと違い、WHOのカントリーオフィスにはそのようなオフィサーはいないのが常であるが、SARS流行を機に、WHO中国オフィスには短期契約のローテーションではあるがCNNなどからメディアオフィサーを常駐することができるようになった。予算の緊迫したWHOに新しい正規ポストを簡単に作れるものでもなく、短期契約という不安定性への不満はあるが、メディアオフィサーというのは二四時間体制が当たり前のような緊迫した職種でもあるので、定期的に休暇をとる必要がある。彼らは、もともとSARS対策の一貫として雇われたが、SARSが収束したあとも、契約が更新されさまざまな広報活動を行っている。

SARS流行の山場も過ぎた四月後半に、筆者もWHOとの契約の切れ目となり、一度帰国することとなった。本来は一ヵ月の帰国であるのだが、まだSARS対策体制が続いていたので、休暇を二週間で切り上げて北京に戻ってくるように依頼された。その二週間には、SARSの影響による北京赴任の航空券の変更の手続きにかかる時間も含んでいた。また、メールをチェックしないわけにもいかず、自動返信は設定していたものの、問い合わせも内容によってはフォローアップしなくてはならなかったため、無給の在宅勤務状態に近いものであった。

WHO北京事務所というのは、マニラにあるWPROに属しているので、そちらで雇用されて、各カントリーオフィスに赴任することになっている。赴任する時と、終了時は、マニラを経由してブリーフィング（赴任時の説明）とデブリーフィング（任期終了後の報告）を行わなければならない。しかし、帰国のときは日本へ直行し、再赴任のときにマニラを経由してくるように指示された。マニラから北京へは香港乗換えが普通であり、はじめはその飛行機を予約していたが、SARSのため香港への渡航禁止令がでていたので、福建省の廈門ストップオーバーの中国南方航空となった。北京を出るときは、SARS対策に貴重なN95マスクが支給された。ただし、一つだけだった。マニラに向かうときは、日本で個人的に調達した。マニラ入国では、SARS対策で体温チェックもしていた。過去一ヵ月以内にいた場所として中国を書かねばならず、また長時間マスクを装着していたため顔がほてっていたので、検査が必要と連れて行かれたが、WHOの国連パスポートを見せ事情を説明し、マスクをはずせばほてりもまもなくおさまり、熱もなかったのですぐに解放してもらえた。マニラ地域事務所では、SARS流行のために中国のみならずアジア太平洋地域での国際会議を全て延期あるいはキャンセルしており、中国の様子を心配そうに聞いていた。

専門の看護婦から「正しい」マスクの付け方を再指導され、「貴重な」N95マスクを渡された。アメリカ人の感染症対策部長からでさえ、「本当に今から北京に戻るのか。僕だったら行かない」と言われた。マニラから北京に戻るときも、飛行機の乗客がほとんどいないので、本当にマスクをする必要があるのかと思い、機内食などが出てきたのをきっかけに、乗っている間は装着をやめた。

ＳＡＲＳ流行時は、ＷＨＯオフィスは多忙で、スタッフは食事の時間も休む時間もなかった。感染症専門官でなくとも、次々来る海外からのコンサルタントや、中国も北京は初めてという専門家たちの受け入れだけでも忙しく、ドライバーも皆ＳＡＲＳにかからなくてもやせ細っていった。一方、三〇人以上の集会が禁止されたこと、そして、カウンターパートの政府各省が対応してくれないことなどから、他の国連機関は、全ての国際会議、全国会議などが中止・延期となり、暇となった。

また、欧米の大使館のとった策にならって、国連機関職員も家族を帰国させることができるようになると（旅費も支給される）、彼らはＳＡＲＳに感染する危険性というよりも、万が一、疑いがかかったときに隔離されることを恐れて先に帰国し、お土産のような一時帰国休暇制度を活用していた。しかし、ＷＨＯ中国事務所の職員は誰一人、家族を帰国させることはしなかった。ＷＨＯの専門家はそのような必要はないと考えたし、ＷＨＯの職員までが家族を避難させたとニュースになることで、いたずらに世間の不安を煽ることを避けたためである。

二〇〇三年二月、まだＳＡＲＳの実態が分からなかったとき、マニラの地域事務所から専門官（当時）の押谷仁氏が北京にやってきた。筆者のオフィスに机がもうひとつあったので、そのオフィスを共有していた。押谷氏は、毎日、マニラのブライアン・ドーベルスティン（Brian Doberstyn）感染症部長と、WHOベトナム代表事務所のカルロ・ウルバーニ（Carlo Urbani）氏と電話等でやり取りをしていたが、中国南部で起こっていることの実態がつかめないまま、現地に乗り込んでいくことができない状況に、温厚で思慮深い押谷氏も苛立ちを感じているようであった。

ベトナムの前線で調査をつづけたイタリア人のカルロ・ウルバーニ医師は後に自身がSARSに感染し、殉職した。ILO所属の、フィンランド人であるペッカ・アロー氏は、バンコクから北京に飛ぶ飛行機の中で、隣に座っていた感染者から感染し、北京で亡くなった。当時、世界が中国に病原を疑って情報公開を迫る中、中国はタイから持ち込まれたものだと主張した。しかしアロー氏の隣に乗っていた人というのは、出張に同行していた中国の役人で、バンコクに行く前に中国国内で感染していたようであることが後で報じられた。アロー氏は北京でルフトハンザのケンピンスキーホテルに宿泊しており、そこの国際医療センターで受診したが、アロー氏の発病後、その医療センターも営業停止になった。筆者もケンピンスキーホテルの上階のスポーツクラブに加入して水泳とジャグジーを日課としていたが、そちらも閉鎖されてしまった。もっとも当時はスポーツクラブに通っている時間などなかったが。

広東省での感染症の情報の遅れの原因は、広大な中国に対して、WHOをはじめとした国連機関の事務所が北京にしか開設できないことにもあろう。ブラジルなど他の大きな国には事務所が複数ある国もある。また、タイやカンボジアなど政府保健省と同じところにWHO事務所を持っているところもある。しかし中国の場合は北京市朝陽区の外交公寓など決められたところにしか開設できない。このSARS流行の経験は、のちに衛生部の中にWHOのデスクをひとつ置くための交渉へのきっかけとなった。

WHO中国事務所は、各国からの専門家コンサルタントを受け入れるために、ちょうど隣のスペースが空いていたので、間借りし倍増した。実は、WHO中国事務所は前の所長のとき、二〇〇一年五月に、この新しい事務所に移転している。二〇〇二年八月末に赴任した新所長は積極的にオフィスを拡大する野心家であった。すぐにオフィススペースも倍増したいとWPRO事務局長に申し入れたが、二〇〇一年の移転時はあと五年はこのスペースで充分であるという予算を認可して移転したのに、一年半でもうそれではだめだというには、正当な理由と予算計画がいるという渋い返答であった。しかし、SARSのお蔭で新所長の夢はあっという間にかなうことになる。SARSの間は、実に多くの援助者が申し出をしてきてくれた。FUJI XEROXはオフィスワーク量に対応するために、コピー機を二台無料で貸してくれた。Ericksonは携帯電話を五〇台とプリペイドカードを大量に寄付してくれた。それまでは、我々平スタッフは仕事で使う携帯電話も自分で購入し通話料も自費であったが、SARSを機に配給されることになった。

はじめのプレスカンファレンスはWHO中国事務所の隣の空オフィススペースをWHOのオフィスに吸収確保して行われたが、我々のオフィスの横を通り抜けて闊歩する報道陣に、WHO北京事務所のスタッフは危険を感じるようになった。WHOの感染症チームはマスク、ガウン、手袋、ゴーグルなど防御装備してから視察に入るが、ジャーナリストは危険を顧みず、取材のためにはどこまで入り込んでいったかわからない。どこについ先ほどまで行っていたかわからない人々がオフィスをうろうろしてWHOスタッフに感染者が出たらどうするのか。誰一人失う余裕はないほど働いている時であり、また感染症チームには頻繁に説明会が行われ、感染予防対策の貴重なグッズも配備されているが、すべてのスタッフに渡されていたわけではない。筆者自身、前述のように四月一七日一時帰国するに当たって、内緒の計らいで貴重なN95マスクをひとつもらえただけである。オフィスの中国人現地スタッフらは、「われわれの安全は保障されているのか」と所長につめよった。その結果、そのプレスカンファレンスに使った緊急拡大スペースへ行くのには、本来のオフィススペースを通り抜けなくてもいいように、別の戸口が開かれた。

そして、後には、スイスホテル（香港マカオセンター）でプレスカンファレンスを行うことになった。また、WHOだけでなく、衛生部と共同でプレスカンファレンスを持つようになった。SARS流行中はありとあらゆる全国会議、国際会議がキャンセルされ、旅行者もいなくなり、街はゴーストタウンと化した。ホテル産業も打撃を受けた。そこで、スイスホテルはWHOのプレスカンファレンスのために無料で大会議場を提供した。スピーカーのスピーチ台に「スイスホテル」と記載されているのが、テレビ報道に映るということが狙いだった。そうすれば、単なる宣伝を超えて、「WHOも使用しているスイスホテルは安心」というメッセージを伝えることができる。

WHOのカウンターパートである衛生部国際合作部内での政治序列ラインもSARSの影響で変わってしまった。張衛生部長の秘書であった任明輝（Ren Minhui）氏の上に、当時、ハーバード公衆衛生大学院に武見フェロー*1として留学していた段力（Yin Li）氏が呉儀副首相により呼び戻されたのだ。段力氏は衛生部の出身ではなく、科学院に所属する医師であったが、SARSのときにハーバードにいたので、アメリカからみたSARS対策に対しての提言の手紙を呉儀副首相に書き送ったことがきっかけで、フェローシップを修了せずに呼び戻され、衛生部国際協力司長に任命されたのである。任明輝氏は筆者のハーバード修士の同級生であったが、きさくながらも優秀な人で、GFATMやWHOの行政理事会議などでの、上手な取りまとめや問題への対処の様子など噂を聞くことがあった。中国中央政府にとって彼らのようなすばらしい人材を持っていることは財産である。

SARSのあおりをうけて中国の政治ラインが変わる時期は、衛生部もWHOの相手をしている時間もないといった様子であった。

＊1　ハーバード大学院で国際保健を研究するための有名なフェロープログラム。日本医師会会長を連続一三期二五年務め、政治的にも影響力のあった武見太郎氏の寄贈により設立されたプログラムなので武見プログラムという。

注

＊1　この節は、WHO中国事務所感染症対策チームリーダー（当時）のアラン・シュノール（Alan Schnur）氏による "The Role of the World Health Organization in Combating SARS, Focusing on the Efforts in China" ("SARS in China", Arthur Kleinman and James L. Watson, Stanford University Press, 2006

の第一部第二章、三三―五二頁）に沿って、事実確認を行いながら執筆した。

＊2 「裸足の医者」は、中国語では郷村医生（民医、赤脚医生）といい、農村で働く衛生師のような役割を果たしていた。中国では一九五〇年代以降、半年程度の研修で初期医療に従事させる「裸足の医者」を大量に育成し、農村部における医療活動を担わせた。「裸足の医者」は簡単な治療、施薬、衛生や上水のモニター、衛生教育、予防接種、感染症のコントロール、母子保健等を受け持っていた。しかし、経済改革による市場経済的な農業生産収入への魅力から、「裸足の医者」の多くがフルタイムの農業生産活動を行うようになったり、かかった医療費を患者に直接請求するプライベートクリニックを開設するようになった。その結果、従来機能していた保健医療システムは急速に崩壊し、公衆衛生や患者のＰＨＣへのアクセスに問題が生じた。

第四章　中国の生活習慣病

はじめに

一般的に、少子高齢化という人口学転換（demographic transition）に伴い、それに時間的には遅れて、感染症（Communicable diseases：CD）から非感染症・慢性病（Non-communicable diseases：NCD）への疫学転換（Epidemiological transition）が起こる。広人な中国では複雑で、上海のような都市部と、農村部の格差、地域間格差、国内格差が大きい。

生活習慣病対策としてWHOが推進するのは、適度な運動の習慣、栄養のバランスの取れた食事、禁煙の三本柱である。

図4-1をみても、五歳未満の死亡原因は他の途上国と同じように感染症や栄養不良などの原

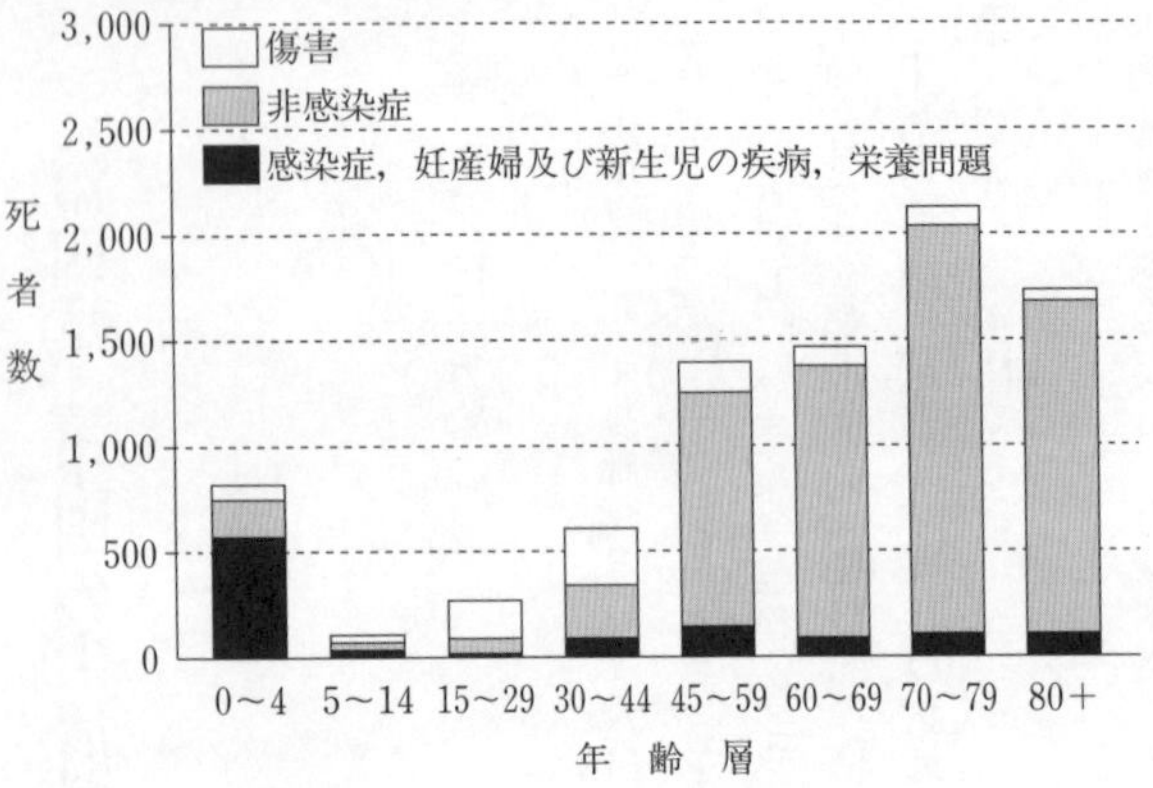

図4－1　2002年における中国の死因と年齢別死亡者数

出典：WHO Global Programme for Evidence in Health Policy

因が多くを占めているが、中国成人では圧倒的に非感染症による死亡が多いことがわかる。

王隴徳衛生部副部長と衛生部慢性病課長や中国CDC慢性病課長らにより英国の権威ある医学誌Lancet二〇〇五年一一月に掲載された論文は、中国の死亡率や、疾病によるコスト負担は、心疾患、癌、その他の慢性病によるものが大部分を占めるというデータと分析を示している。中国CDC慢性病課は、三年間の協力の実績の積み上げと交渉のすえ、二〇〇六年五月九日に、WHOの協力センターとして認可された。

1　小　肥

——増加する都市部肥満児——

小肥（Xiaopang）とは、上海など都市部の肥満児のことをいう。中国の都市部ではこの小肥といわれる体格の子供が増加し、社会現象でもある。二〇〇二年に発表されたデータでは、上海など大都市の子供たちの一三％が肥満児であり、それに対し中規模都市では七％、裕福な農村では四％、貧しい農村では二％と、明らかな傾向が示されている。それに比例して、子どもの糖尿病も、上海などの大都市で六％、中規模都市で四％、裕福な農村で二％、貧しい農村で一％となっている。

世界的に健康食志向家や健康促進の専門家から不評のマクドナルドは、野菜を入れたメニューを作るなど、バランスの取れた栄養価の高い食事を提供していると宣伝する戦略をとっている。一九九〇年半ばには、中国への進出をはかり、天安門広場の一等地に店舗を作ったマクドナルドは、政府に突然閉鎖移動を告げられるなどのビジネス的危機も経験したが、現在は成功を収めている。一九九五年ころは、天安門広場の南にオーストラリアのファストフード店・カンガルーなどもあり、中国CDCのスタッフが気を使ってランチボックスを調達してくれることもあったが、中国でわざわざハンバーガーを食べるよりも中華料理を食べるほうがずっとおいしく思ったほど、当時の中国で食べられるハンバーガーはまずかった。しかし、今では、いろいろなフランチャイズが進出し、マクドナルドも世界中で一番大きい店は中国にある。マクドナルドの栄養宣伝戦略も前に述べたようにしたたかで、広告にはマクドナルドと上海市健康教育協会のロゴが

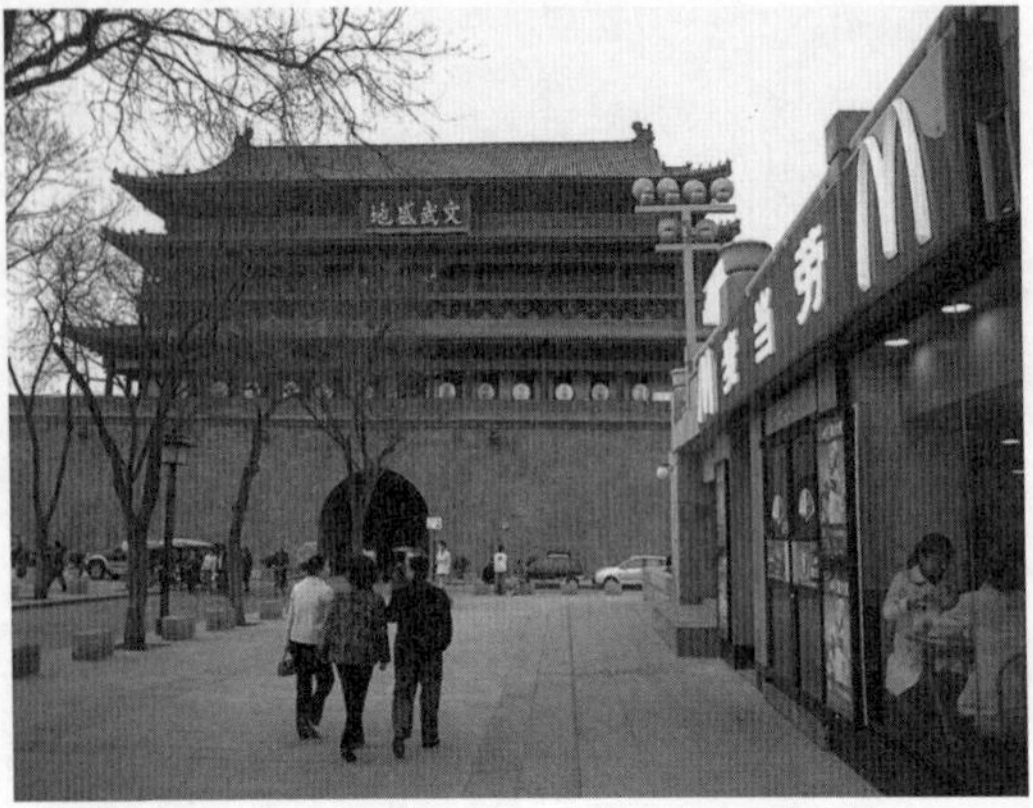

写真4－1　西安市のマクドナルド（2006年3月）

入っている。

今まで、開発途上国では、感染症が死因のトップを占めることが目立ってきたが、近年、いわゆる開発途上国でも、慢性病、すなわち、癌、心疾患、脳梗塞などが死因の上位をしめるようになってきた。特に、中国は人口高齢化がすすみ、感染症より大きな健康問題になっている。

中国は、WHOのNCD対策の心強いパートナーでもある。二〇〇六年に発表されたWHOのNCD報告書では、王隴徳衛生部副大臣のメッセージがはじめの言葉に並んでいる。

2　栄　養

小肥などの栄養過多の問題がある一方、栄養失調などの問題も解決されていない。都市部と農村との

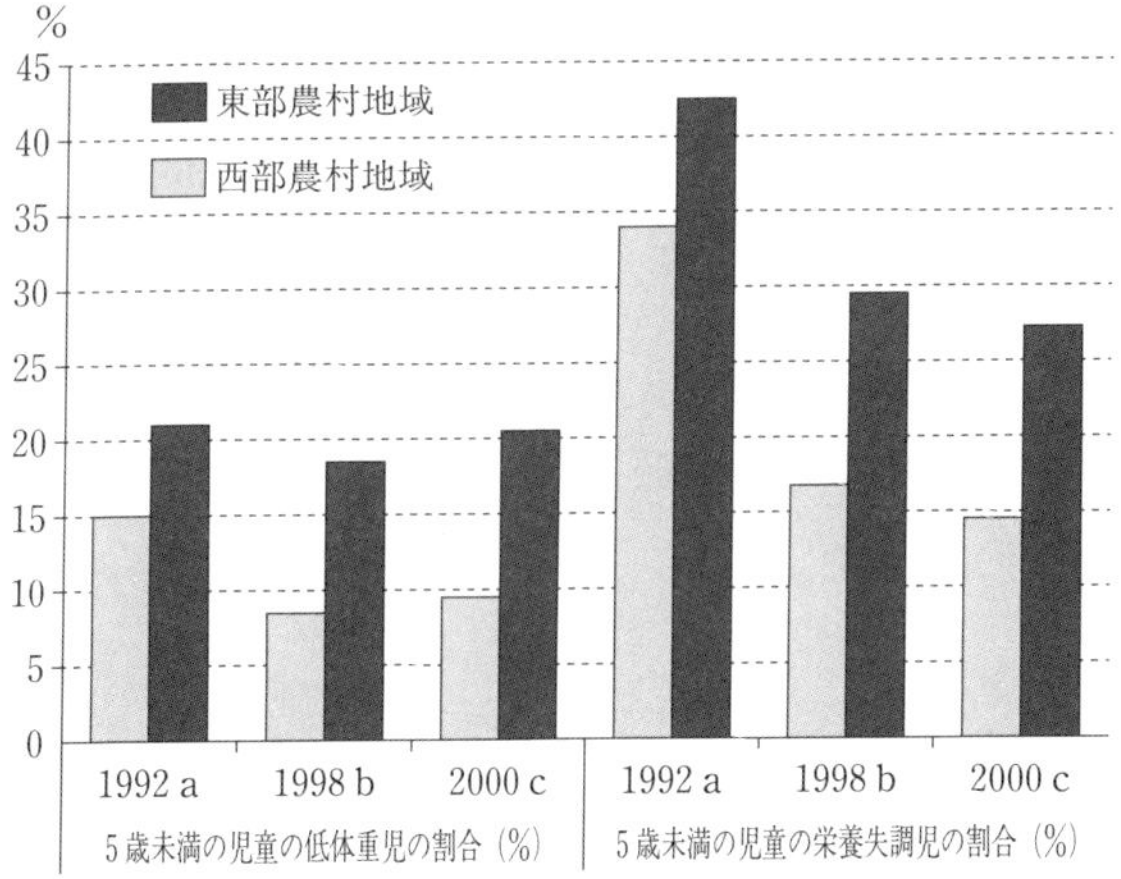

図4－2　1992-2000年における中国の西部・東部別子どもの低体重児や栄養失調児の割合比較

出典：a. 中国児童を対象とした抽出調査（1992年），b. 国家統計局による国家計画中期評価（1995年），c. 国家統計局農村地域調査課による調査（2003年）

格差は、低体重児や栄養失調児など各指標にも顕著に現れている。一般的に、先に経済発展の進んだ東沿岸部のほうが西部よりも豊かである（図4－2）。

広大な中国では、一口に中国人の食生活を説明することはできない。仏教徒の多いチベットではたんぱく質の摂取が非常に少なく、名物のバター茶による塩分と脂肪摂取が多く健康に悪いことも、中国で極端に平均寿命が短いことの要因の一つである。貴州のように豊富な豆腐食品で健康的に長生きをすると考えられている人々もいるし、新疆ウイグル自治区のように葡萄により長生きすると考えられている人々もいる。一方、同じ新疆ウイグル自治区のなかでも民族によって食生活が大きく違い、結果、よく見られる疾患、健康状態、平均寿命が異なる。このあたりは、NHK「知るを楽しむ――この人この世界」シリーズとして二〇〇六年一二月から二〇〇七年一月に放映された『長寿の謎を解く』にて、WHOの仕事を請け負って調査をされた家森幸男京都大学名誉教授による世界中での長年の研究の成果が紹介された。

いろいろな栄養素欠損症の中で、特にチベットなどでよく見られるヨード欠損症（IDD）が取り上げられるべきであろう。ヨードの欠乏により起こる甲状腺肥大症は、ヨードを混ぜた塩を使うことで解決される。中国だけでなく、イタリアなど他の国々でもそうであるが、農村遠隔地への配給システムとして、タバコ販売小売店で塩を扱っており、健康のためにヨード入り塩の販売促進を行っている店頭で、いっしょにタバコの販売をしている環境も、改善すべき問題点といえる。

中国の栄養事情

中国は一九七八年一二月に開始された改革開放戦略を契機としてめざましい経済発展を遂げた。しかしながら、経済の発展レベルのみならず、保健衛生や食糧自給においても沿海地域と内陸部との間に大きな地域格差が生じている。

特に、高度経済成長を遂げた都市部では食生活の変遷も大きく、いわゆる「栄養転換」がすすんでいる。このような状況のもと、中国政府は一九五九年、一九八二年、一九九二年に国民栄養調査を実施、更に、高血圧に関する国民疫学調査（一九五九年、一九七九年、一九九一年）ならびに糖尿病に関する全国調査（一九八四年、一九九四年）も実施された。そして、二〇〇四年には初めて包括的な全国調査「中国市民栄養・健康状況調査」が実施され、各項目について前回の調査結果との比較検討が試みられた。

その結果、現在の中国において特に注目するべき栄養問題として以下の三つがあげられている。

① 並存する栄養不足と栄養過剰

全国的にみて、農村部の栄養不足と都市部の栄養過剰の二分化が示されているが、都市部の中にも栄養不足が見られるなど問題が複雑化している傾向も明らかになった。

② 貧困村の栄養問題

五歳未満の子供の慢性栄養不良（stunting）と低体重（underweight）の分布の全国平均は一四・三％と七・八％であり、一〇年前より大幅に減少している。しかし、農村地帯、特に貧困な農村ではそれぞれ二九・三％と一四・四％と高い分布を示しており、特に乳児期に多い傾向がみられた。また、鉄やビタミンAなどの微少栄養素欠乏は依然として都市部、農村部共に多くみられる。

③　急増する慢性疾患

都市部における成人の過体重（overweight）と肥満（obesity）の分布はそれぞれ三〇・〇%、一二・三%と増加傾向にあり、小児肥満の分布も高い（八・一%）。また、一八歳以上の調査対象者のうち、高血圧の分布は一八・八%であり、都市部、農村部共に罹患率の増加が顕著である。その他の慢性疾患（糖尿病、高脂血症など）も増加傾向にある。今回の調査では脂肪過多の摂取傾向も示され、偏った栄養バランスが肥満や慢性疾患の増加に影響を与えていることが示唆された。

これらの結果を総括して、政府は以下の「中国人の一〇大栄養問題」の対応に重点を置いている。一、肥満の増加、二、脳・心臓血管病患者の増加、三、糖尿病発病率の上昇、四、高コレステロール発生率の上昇、五、摂取カロリー過多、六、鉄分不足、七、小中高生の栄養摂取のアンバランス、八、カルシウム不足、九、腫瘍患者の増加、一〇、食物繊維不足

中国は戦後から一九七〇年代にかけて深刻な食糧不足を経験し、現在も内陸部の大部分はその気候条件から断続的に食料不足に陥っている。これらの経験から多くの人々が「満腹になる食事」を理想としてきたが、現在は一歩進んで「良いもの」を食べることに関心が集まっている。しかし、何が「良いもの」かについての誤った認識から、ファストフードを含めた高脂肪の食品の摂取増加につながっている現状も指摘されており、栄養バランスの必要性に関する知識の普及が急務である。

中国伝統医学では、正しい食生活による病気予防（医食同源）を基本としており、上記の栄養問題に対応するためにも、「正しい」食生活に関する栄養教育が必要である。特に、中国は気候や食文化など様々な異なる条件が混在する国であり、地域レベルの活動の展開が前提となる。最近、同国で管理栄養士の職種が新設されたところであり、今後、栄養士が担う役割は大きいであろう。

（三好　美紀：独立行政法人国立健康・栄養研究所国際栄養プロジェクト特別研究員）

ウイグル族の食生活

新疆ウイグル自治区（以下、新疆）は中国の北西部に位置し、全国面積の六分の一を占める。新疆は多民族の地域で、ウイグル族はその中で多数民族である。新疆は天山山脈を境として、南疆と北疆とに二分されている。都市化のすすむ区都ウルムチを含む北疆に比べ、オアシスの点在する南疆にはウイグル族の八〇％が居住しており、伝統的な生活が比較的よく維持されている。

国際自然学会のデータでは、世界の五つの長寿地域の一つに、新疆が挙げられているが、一〇〇歳以上の老人の七〇％が南疆に住んでいる。このような事実から、南疆で維持されているウイグル族の伝統的生活様式が、人々の長寿に何らかの影響を与えているのではないか、と考える人もいる。ウイグル族の生活の、いったい何が長寿に結び付いているのであろうか。

中国の漢方医学の基本に、薬も食事も同じ源から生まれたという意味で、「薬食同源」という考えがある。また、長寿のためには、薬より食の知識が重要だともいわれており、食と健康は切り離せない問題である。そこで、このコラムでは、ウイグル族の食事と健康の関係を見てみよう。

ウイグル人の食文化は、地域によって少しずつ異なるが、ウイグル全体に共通の代表的飲食物としてナン、ポロ、チャイ、果物が挙げられる。以下では、これらについて紹介しよう。

ナンは、中央アジアの様々な民族に好まれている一種のパンで、ウイグル人の日常生活においても、欠かすことのできない最も主要な食品である。ナンは水分が少なく、保存性が優れているために、昔から旅に出る時に携帯する食品として大事にされている、宝のような食べ物とも言える。ウイグルのナンは円形で種類も多く、地域によって厚さ、大きさが異なっている。ナンの材料は小麦粉、油、塩で、種類によって、卵、牛乳、表面に振りかけるゴマ、タマネギ等が加えられる。材料を混ぜ合わせて発酵させ、トヌルと呼ばれる窯で焼いて作られるのが特徴である。ナンは朝、チャイと食べる以外、ヨーグルト、スイカと食べる場合もある。農村部のウイグル人の家庭では一週間分をまとめて焼いておいて保存食のようにすることが多い。ナンにはタンパク質やカルシウム、鉄が米よりも多く含まれている。また発酵食品なので栄養素の消化吸収の良い、優良食品である。

ウイグル人の伝統的な飲み物は、チャイと呼ばれるお茶である。ウイグル人の健康を保つ上でなくてはならないものとされている。チャイはまた、ウイグル人が客をもてなす時に欠かせない飲み物であり、夏でも温かいチャイを飲む。牛乳、塩を加えたミルクティにして、朝、このチャイにナンを浸して食べる習慣もある。チャイはビタミンCなどの抗酸化栄養素をとることができる飲み物

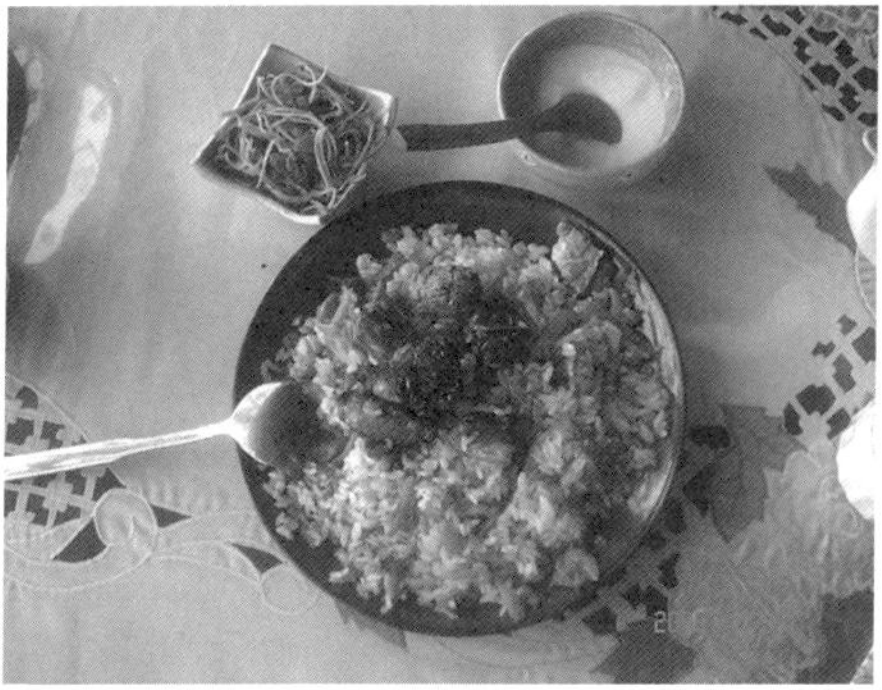

である。

ポロは、ウイグルの代表的な米料理である（写真）。ピラフによく似た料理で、中央アジアにも同じような料理がある。ポロは、結婚式のお祝いには欠かせない料理であるが、家庭料理としてもよく食べられている。主材料は米、骨付き羊肉、人参、タマネギ、油である。まず鉄鍋に油を入れ、骨付き羊肉をきつね色になるまで炒める。続いてタマネギ、トマト、塩と隠し味として砂糖を入れよく炒め、さらに千切りにした人参を加え人参の水分がなくなるまでよく炒め、水を入れ少なくとも一〇分間煮る。骨つき羊肉と人参の味がでたスープに米をいれて、水が少なくなってから蓋をして、三〇分かけて炊き上げる。炊き上がってから全体をかき混ぜて肉を上にのせる。ポロの作り方は家庭によって少し異なるが、クミン、干葡萄、杏などを入れる場合もある。大量の人参とタマネギを使用するので食物繊維、カロチンなどのビタミンが豊富であり、さらに人参を油で炒めることで人参のカロチンの吸収率がアップする。米の炭水化物と羊肉のタンパク質、人参のカロチンなど抗酸化栄養素を同時に摂ることができる栄養豊かな料理である。

ウイグル人は生野菜をあまり食べないが、その代わりに果物をよくたべる。特に南疆は降水量が少なくて乾燥しており、日照時間が長く、昼夜の温度差が大きい。気候条件は、果物の栽培に好条件で、そのうえにウイグル族は園芸栽培を愛好する民族で、庭に葡萄などの果物の木、花などを植える習慣がある。自分の果樹園を持っている人も多い。新疆では葡萄、ハミウリ、スイカ、桃、イチジク、ザクロ、ナシ、りんご、杏など様々な果物が生産されている。五月の桑の実、六月の杏から始まり、いろいろな果物が次々に熟し、一年のうち七ヵ月は新鮮な果物が食べられる。果物を生で食べるだけではなく、乾燥させて食べる習慣もある。干葡萄、干杏、干ウリ、干ナツメ、干アーモンド、クルミなどのドライフルーツも秋から翌年に新鮮な果物が出るまでの間、よく食べられている。果物はカリウムなどいろいろなビタミン類の宝庫としてウイグル民族医学では薬としても使われている（例えば、干葡萄は腎臓病、貧血に効果があるとされている。石榴は心臓病に効果があるとされている）。羊肉・野菜・果物などのバランス良い食事が、この地域の特徴である。

新疆では改革開放政策により、生活が豊かになり、肉を中心に食べる人が増えている。宴会、誕生会などの集まりが多くなり、夜遅くまでレストランなどで外食の機会が増えている。このような新しい食習慣が広まるにつれ、中年になってから太る人が増えている。また、最近ケンタッキーフライドチキンに代表されるファストフードが新疆の子供達の間でも人気の食べ物になっている。都市部を中心に、若者の中で外食する人も増え、時間をかけて生地から手づくりしたり、煮炊きしたりするウイグルの伝統料理を作れない、あるいは作りたくないという若者が増えている。ウイグル人の食と健康のこれからの展開は、どのような方向に向かうのか、現在、ひとつの岐路に立たされているといえよう。

（**アルズグリ・バラット**：九州大学大学院比較社会文化研究院修士課程修了）

チベットの空気

二〇〇三年、UNICEFなどの国際機関が中心となって、IDD状況の改善の達成を祝い、それを宣伝する中国が開催国となり、国際会議が北京で行われた。多くの人口における問題が解決された一方、まだ解決されていない問題が残っているので、そこを改善しよう、と呼びかけるメッセージも発した。中国の場合、大きく改善したケースであるが、チベットや四川省などにまだ問題が残っている。

この会議の前に、チベットに、オーストラリアの国際開発省（AUSAID）資金によるWHOのIDD対策プロジェクトのフィールド調査に行った。その際、標高が高いため空気が薄く、体調をあわせるのに苦労をした。ところが、その翌週、北京の会議に参加していたチベットの保健部の職員らが、体調を崩しており、「空気が濃すぎて、めまいと頭痛がする」と言うのには驚いた。

チベットのラサ空港は、到着し荷物をうけとるところで皆がタバコを吸いはじめ、荷物が出てくるのを待つ長い時間、喫煙室状態であった。空港の壁には、SARS対策の啓蒙ポスターはたくさん貼ってあったが、禁煙サインはまったくなかった。こんなに空気の薄いところに来て、タバコを吸い続ける様子には驚いた。保健部の職員たちでさえ同様にタバコを吸っていた。

3 タバコ――ジレンマ：国家の主要収入源VS人民の健康――

二〇〇六年五月三一日のWHO世界禁煙日に、中国衛生部が、二〇〇二年の中国の喫煙者数は、二〇〇二年の推定で三億人であると発表した。二〇〇六年五月二九日には、中国初の喫煙と健康についての報告書を発表した。その報告書によると、二〇〇二年で、全人口の三五・八％が喫煙していると推定している。喫煙開始平均年齢は、一九八四年に二二・四歳だったのが、二〇〇二年に一九・七歳と若年化している。世界の三分の一のタバコを消費する中国は、世界のタバコ産業にとって、魅力的な市場である。同時に、中国自体が世界のタバコ生産国のトップであり、続く生産トップ七ヵ国の合計に相当する量を生産している。多くの国でそうであるように、タバコは中国でも国家の主な財政源のひとつである。現在のタバコによる死亡者数は年間百万人と推定しているが、二〇二〇年には倍の二百万人に増加すると推定されている。

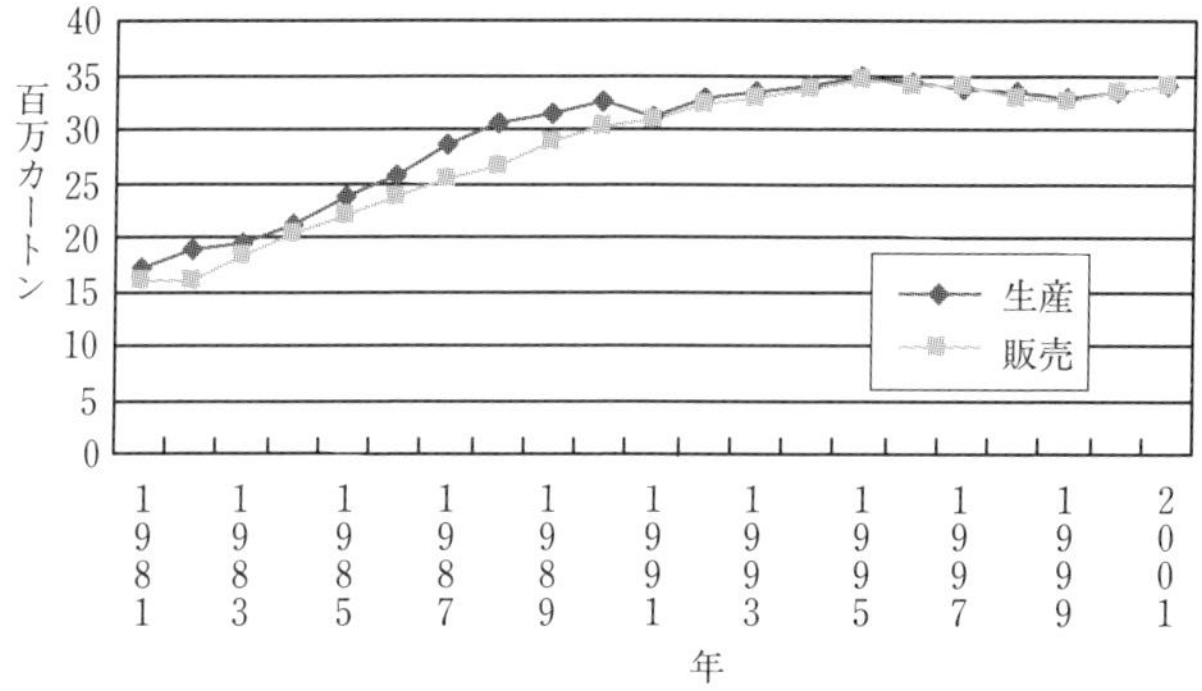

図4－3　タバコ生産と販売

中国は、WHOの世界タバコ規制枠組み条約（FCTC）に二〇〇四年に署名し、翌二〇〇五年八月二八日には、第八九番目の国として批准した。一方、上海のF1スポーツカーレース大会にタバコの広告が流れることは規制しないなどの指摘が国際的になされたが、二〇〇八年のオリンピックにはそのようなことはないことを期待したい。衛生部もWHOと連携しながら、その実現のために働いている。たとえば、中国の大女優・鞏俐（Gong Li）が電車の座席で喫煙している映画のワンシーンも、中国衛生部の禁煙政策のために悪い例として取り上げられた。

WHOにとって日本政府もFCTC策定への手ごわい加盟国であった。日本製のタバコは世界市場の七・二％を占め、フィリップ・モリス、British American Tobacco（BAT）に次ぐ世界三位[*1]の販売量であり、政府にとっても重要な収入源である。Judith Mackay and

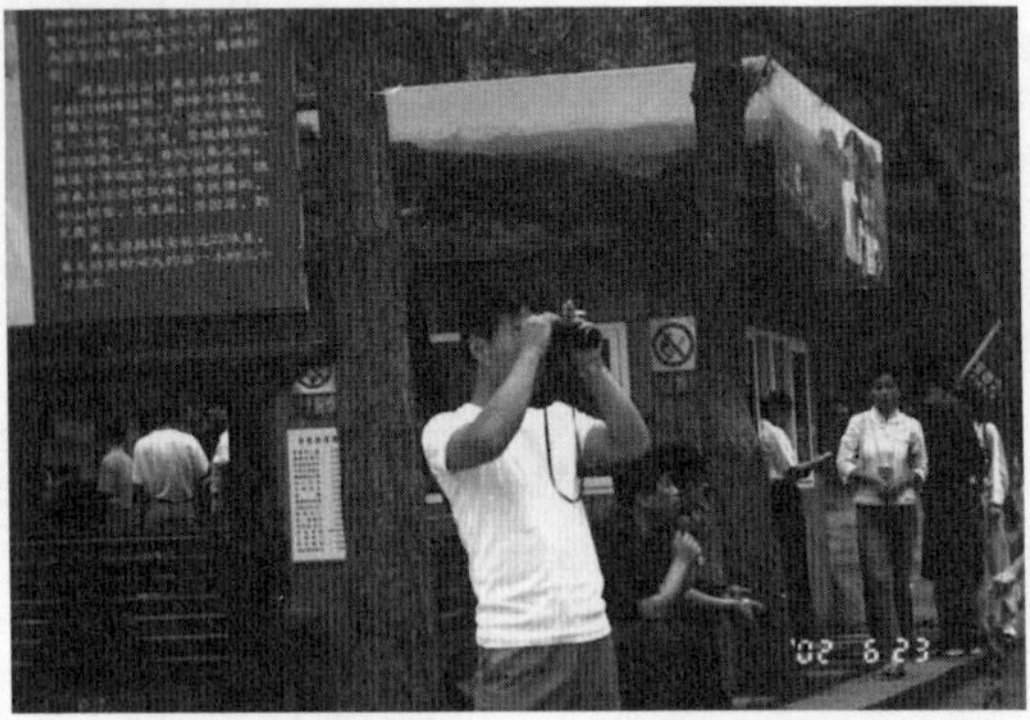

写真 4－2　清朝の避暑地・河北省承徳離宮で，美しくすがすがしい森と湖の庭園の，禁煙サインの前で喫煙休憩する人々。禁煙サインの前で喫煙するのは一般的に見られた行動である。密室のエレベーターでも，妊婦がいようとも喫煙する人をよくみかけた。一般的意識の低さが窺える（2002 年 6 月）

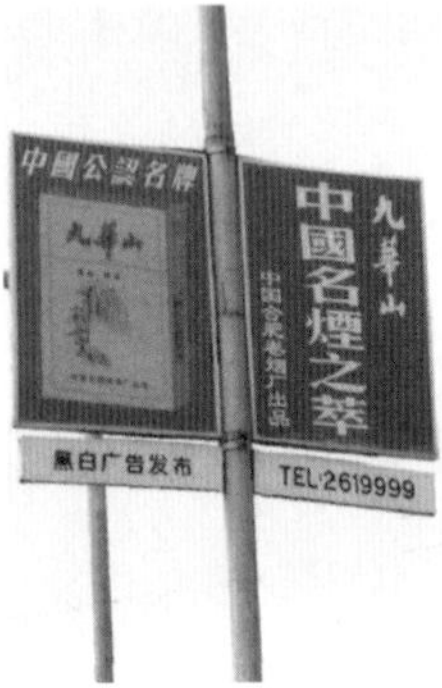

写真 4－3　安徽省省都である合肥市の主要道路の街灯柱に挙げられた広告は，全て 2 種類のタバコの宣伝であった（1996 年 10 月）

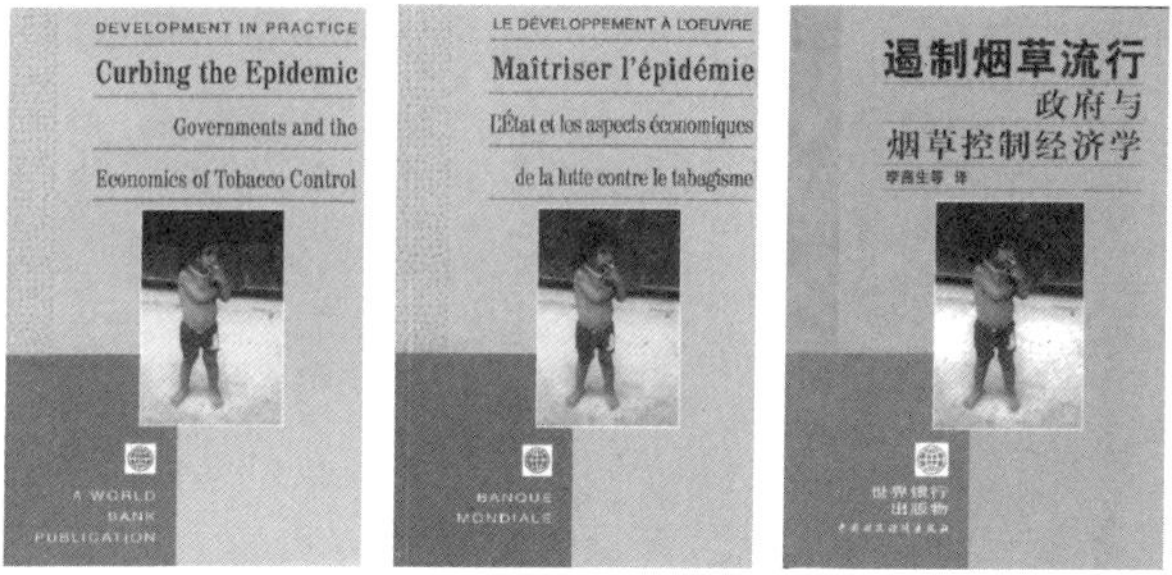

写真4－4　世界銀行『タバコの経済学』。写真は，左から英語，フランス語，中国語版。政策を行きわたらせるためには翻訳版の刊行も重要である

Michael Eriksen (2002) "The Tobacco Atlas"（WHOのタバコアトラス）が日本公衆衛生学会によって二〇〇三年に和訳出版されているので参考にしてほしい。二〇〇二年日本政府代表団は第五回政府間交渉においてFCTCそのものに反対した。しかし、世界的流れの中で、二〇〇四年三月日本政府もFCTCに署名し、同年六月にはFCTCに一九番目の国として批准した。詳しくは、大島明（大阪府立成人病センター）「がんの予防II」（『がんの健康科学』多田羅浩三ら、放送大学、二〇〇六年）をご覧いただきたい。

　中国におけるタバコ生産と販売数は一九八〇年代は急速に伸びていったが、一九九〇年代に入ると伸び悩んだ。中国政府にとって、タバコによる税収入は重要であるが、他の産業も発展する中、相対的に占める割合は伸び続けているわけではない。

一九九七年北京で開催された第一〇回世界「タバコｏｒ健康」会議を機に、世界銀行で『タバコの経済学』を刊行した。タバコは、他の消費品とちがって、購買者がかならずしも選択するにあたり正当な知識を持たずに買うことが多い点、ニコチン中毒という要因、若いときに喫煙を始めるほど生涯にわたり負の影響を受けること等を指摘し、税制対策など、経済による人の行動のコントロール効果、政府のインセンティブなどを経済学的に論じている。

ハーバードの授業より

筆者が、一九九二年ハーバード公衆衛生大学院に留学し、Political economy のクラス（マイケル・ライシュ（Michael Reich）教授）を履修したときである。タバコ政策のセッションで、ビデオが上映された。当時、日本のテレビCMでよく流れていたが、美しい緑の中を白い衣装で白い馬に乗って駆ける、長い手足で金髪の美人の映像が流れ、ナレーションが、「日本人は、このタバコを吸うとこのような手足の長い金髪美人になれると思っている」とコメントした。クラス中がどっと爆笑した。

注

＊1　日本たばこは第三位であっても、額からいえば一位のフィリップ・モリスと二位のBATに大きく引き離されていた。しかし、二〇〇六年一二月に、第五位のイギリスのギャラハー社を買収し、差を大きく縮めた。日本企業による、歴史に残る大きな国際的買収として経済界の注目を集めた。しかしながらギャラハー社は、移行経済による苦痛のため健康状況が悪化し、平均寿命が延びないどころか短命化するという世界的に見ても問題のある地域であり、男性の平均年齢が五〇代であるような国々であるロシアや中央アジア諸国にタバコを売って儲けていた。その会社を買収し利益を伸ばすとは、日本の倫理観も問われている。

第五章　精神保健——中国特有のパターンを示す自殺——

精神保健は、WHOの中では組織的にはNCDクラスター中に含まれており、予算的にも大きな部門ではなく、李事務局長のときには二〇〇五年末までに三〇〇万人のHIV／エイズ患者にエイズ治療薬を届けようというエイズ対策「3 by 5イニシアティブ」に予算をまわすために、精神保健部門の予算はますます削られてしまい、担当職員の数も減らされた。しかし、世界保健報告（WHR）二〇〇一年のテーマに精神保健を取り上げるなど、重要性は認識されている。

精神保健分野として、中国でも、精神的鬱の問題、また、アルコール中毒や薬物中毒の問題もあるが、本書では、特に中国に特異的な特徴のある自殺について取り上げたい。

中国では、農村部で男女とも自殺率が高い。農村部での一五～三四歳の死因の第一位は自殺であり、二〇〇二年に北京回龍観医院の北京心理危機研究・予防センターの呼びかけで開催された「第二回心理危機国際シンポジウム」では、全年齢でみても死因の第五位で、三・六％としている。これは、第一章で紹介した中国の死因上位一〇位の表（表1-2）で第五位をしめる「傷害」の中に含まれている。

表5－1　中国性別・地域別自殺率　（人/10万人）

地域	男性	女性	合計	性別差
都市部	6.45	7.03	13.48	0.48
農村部	23.67	30.50	54.17	6.83
地域差	17.22	23.47	40.69	6.25

出典：北京回龍観医院北京心理危機研究・予防センター研究報告（2002年）

自殺者は特に農村の男性高齢者と農村の若い女性に多い。農村の男性高齢者に多いという特徴は、他の国でも報告されているが、中国では農村の若い女性に顕著に多いと報告されており、また、女性の自殺率が男性のそれを超えているのは、世界で中国のみである。これは、夫が都市部に働きに出ている間、やせた農地を耕しながら生きていかなければならないという生活苦によって精神的鬱に陥りやすいためとも説明されており、農村での厳しい生活を反映しているのかもしれないが、同時に、自殺成功率が高いからとも言われている。つまり、服毒自殺を容易にする環境も要因と言われている。農業において使用されている農薬やねずみ殺し用の毒が簡単に手に入るため、それを飲むことで、成功率が高くなるからである。

表5－1に示すように、農村部の女性の自殺率は、都市部の女性の四倍にものぼる。

精神保健は、ほかの身体的健康問題にも関連しており、例えば、SARSやHIV／エイズの精神保健への影響も研究発表されている。

精神科医の見た中国

私は、一九八一年から一九九四年まで一三年間にわたり、WPROに精神保健及び依存性薬物部門の担当者として勤務した。

私が初めて中国を訪問したのは、一九八一年の一一月末であった。当時中国は「一人っ子政策」を採用しており、その政策が子供の精神発達に及ぼす影響を研究するワークショップを中国政府衛生部とWHOが協力して開催するのが目的であった。WHO担当者として北京を訪問し、中国衛生部との打ち合わせを行った。天安門広場には、当時は、マルクス、レーニン、スターリンの肖像が掲げられていた。人々の服装は青の人民服で、自動車は殆どなく、自転車の群れが天安門広場を行き来していた。ワークショップは、南京の児童精神医学研究所が主催し南京で開催された。WHOは、アメリカの児童精神科医、スウェーデンの小児科医、デンマークの疫学専門家、日本の児童精神分析家の四名の専門家をコンサルタントとして派遣した。二週間のワークショップには、中国全土から、二〇〇名近い精神科医、小児科医が集まり、ヒーターもない寒い研究所の講堂で熱心にノートを取り録音を行った。揚子江より南の南京では、部屋の暖房はないとのことで、暖をとるための方法は熱い中国茶を絶え間なく飲むことであった。四名の専門家の発表原稿は事前に中国語に翻訳されていた。専門家は、それぞれの立場経験を踏まえて、「一人っ子」の心理学的・精神医学的発達に関しての講義を行った。通訳を行ったのは、長年アメリカのイエール大学と深い関係にあった湖南医学院の精神科医たちであった。精神分析の用語をどのように翻訳すべきか、通訳の精神科医が議論を戦わせていた。精神分析は、まだ中国に紹介されていなかったのである。学問に対する熱気が痛いほど感じられた。

このワークショップの参加者の多くは高齢であった。中国の精神科医は、大学卒業後、勤務地に送られ、長い間、殆ど交流する機会もなく、外国からの学問的刺激を受ける機会がなかったのである。文化大革命は、学問としての精神医学を破壊していた。

一九八一年のWHOのワークショップは、中国の精神科医が、公式に学問上の交流をし、再会する貴重な機会を提供したのであった。おそらく参加した精神科医は、各省、各都市から一人ずつ選ばれての参加であったのだろう。高齢の参加者が多いのも納得できた。ワークショップ終了後は、同窓会が毎夜、遅くまで開かれていた。中国各地の大学、研究所の精神医学担当部局から同様なWHOワークショップの依頼がなされた。

私は、この経験のあと、一〇年以上にわたり、精神医学に関連したテーマでWHOワークショップを開催し、毎年、中国各地を訪問した。一九八二年四川省成都、一九八三年は北京と上海、一九八四年湖南省長沙。ワークショップを重ねるごとに参加者の平均年齢も若くなり、彼らの外国人に対する緊張感も薄れてきたように感じられた。一九八〇年代初頭の中国は、街灯は暗く、走っている車は少なく、中世の世界に迷い込んだ気持ちがしていた。北京を離陸し、香港の啓徳飛行場に降りると体中の神経の緊張が解けたような気がしたものである。いつの間にか、天安門広場からマルクス、レーニン、スターリンの肖像が消え、毛沢東の肖像が紫禁城の壁に残るのみとなった。一九八〇年代の中頃には、人民服は影を潜め、人々の服装も鮮やかな色彩が多くなった。中国は、資本主義諸国より資本主義的だといわれるようになった。私の担当するプログラムも中国での麻薬対策が大きな比重を占めるようになった。

大学教員になってからも、中国における精神保健法の成立、地域精神医療の推進、災害精神医学分野での研究、薬物の予防教育に関してのプロジェクトに取り組んできた。これからもお役に立ちたい。

（**新福　尚隆**：元WPRO精神保健及び依存性薬物部門顧問。現在、西南学院大学人間科学部教授。神戸大学医学部名誉教授）

WHO本部の執行部も注目する中国

二〇〇三年李鍾郁WHO新事務局長の就任に伴い、NCDの事務局長補としてフランス人の医療経済学者キャサリン・ル・ギャレ－カミュ（Dr Catherine Le Gales-Camus）が就任した。彼女は、自分の打ち出す戦略を決定する前に、まず大国中国を訪問して、途上国のNCDの状況を把握することとした。筆者は、その訪中のための準備を担当した。慢性病やタバコ対策に加え、衛生部のプライオリティでなかったが、WHO中国事務所の戦略として、北京回龍観医院北京心理危機研究・予防センターをフィールド視察に加えた。ADGは中国の次は、プライオリティを決める世界NCD会議が開催された途上国であり大国であるブラジルも視察した。

なお、李鍾郁博士の二〇〇六年五月の急死により（その悲報は、ジュネーブのWHAの開会式で発表された）二〇〇六年一一月初め、新しい事務局長として中国が立てたマーガット・チャン女史（Dr Margaret Chan）が選出され、二〇〇七年一月の新リーダーシップがはじまった。彼女は、アフリカと女性を優先する政策を打ち出している。

中国が存在感のある大国だと思うのは、やはり各国連組織の幹部が頻繁に訪れるということである。本部にいるよりも中国事務所にいるほうがかえってそのような人たちに直接に接する機会があるとも言える。李鐘郁博士も正式就任前である二〇〇三年五月、SARS対策の終結というタイミングを使ってジュネーブから日帰りで中国を訪問され、呉儀副総理と会見した。コフィ・アナン前国連事務総長も常任理事国でもある中国を年二回は訪れ、必ず保健分野の視察をされていったし、もともとWHOカントリーオフィスで専門職の一番低い等級であるP2レベルからはじめた彼は、WHOの事務所はできるだけ訪問されていた。中国事務所はいつも本部や地域事務所からの訪問の準備と同行で休みがなかった。しかし、他の国のカントリーオフィス勤務を経験した人の話によると、こんなに忙しくなかったというし、政府の高級官僚に会うのももっと簡単であったということだった。

第六章　中国で死因の高位をしめる傷害

1　中国における傷害死の特徴

中国では、傷害が死因の高位を占め、傷害による人々の健康への負荷も大きい。その傷害の種類には、世界の諸国と比較すると特徴があり、溺死、毒・農薬による中毒死、交通事故が多い。また、都市部と農村部はその種類において違うパターンを示す。アフリカやアメリカと比較すると、暴力は多くない。子供において川での溺死が問題である。交通事故は全ての年齢をとおして問題である。自殺にも前章で述べたような特徴がある。

傷害の発生率については、中国は、世界でも少ないほうである。この傷害を更に、暴力と交通事故に分けてみてみると、ある特徴が浮かび上がってくる。世界的に増加し問題となっている暴力については、西ヨーロッパ、日本、オーストラリア、ニュージーランドと並んで、中国は世界

表 6－1　中国の年齢別死因上位 15 位における傷害による死（傷害種別，1998 年）

0 ～ 4 歳	5 ～14 歳	15～44 歳	45～59 歳	60 歳以上
溺　死（4 位）	溺　死（1 位）	自　殺（1 位）	自　殺（7 位）	自　殺（10 位）
暴　力（8 位）	交通事故（2 位）	交通事故（2 位）	交通事故（12 位）	転　倒（15 位）
交通事故（12 位）	自　殺（6 位）	溺　死（9 位）		
毒（自殺以外）（14 位）	毒（自殺以外）（8 位）	暴　力（10 位）		
	暴　力（9 位）	毒（自殺以外）（11 位）		
		火事・焼死（13 位）		

レベルでも発生率が低く、好成績を維持している。しかし、暴力の問題がないと言いきれるわけではなく、家庭内暴力も報告されており、暴力に対する意識の違いも挙げられ、注意は必要である。WHOが中国に、「暴力と健康に関する会議」の開催を、会議費も提供するとして提言したが、中国政府は却下した。

WHO「暴力と健康に関する報告書」の普及方法――中国衛生部が取り上げなかった場合――

個々の女性職員は、家庭内暴力の問題もよくメディアに取り上げられるようになってきたのでぜひ会議を開催したいと乗り気だったが、最終的な政府の決定は、中国にはこの会議の開催は不要とのことであった。WHOの報告書は中国語には訳されたが、これは、衛生部が承諾して、中国国内で作られたものではなく、予算が取れたジュネーブ本部が手配して作ったものであり、印刷所の倉庫に眠っていた。衛生部によって承認されなかったことにより、いつもの配布ルートがなくなったが、自殺に関する章があるので、前述した北京回龍観病院での会議の参加者に配布した。また、高齢者虐待に関する章もあるので、エイジングの会議（これは、衛生部の承認のもと、北京医科大学病院の老年医学部の主宰で開催された）で配布した。残りを全中国婦女連合が全国ネットワークを使って各省に配布することになった。それぞれは、このような情報を勉強したいと積極的に喜んで請け負った。

全中国婦女連合は、一九九五年の北京国連女性会議のときに作られた、中国政府のいうNGOであるが、欧米社会でいうNGOは中国には存在しないといわれ、いわゆるGONGO（Government organized Non-Governmental Organization）といわれる機関である。北京の大通りに立派なビルを持つ。北京だけでなく、各省、各村まで、すべてのレベルにスタッフなどの資源と活動がいきわたったすばらしい組織であり、HIV／エイズや他の問題でも、衛生部およびそれぞれのレベルの対応する部署と連携しながら、大事なカウンターパートとなっている。国家家族計画（生育）委員会も同じ組織立てで国を網羅している。このような組織力は、ＳＡＲＳ対策のときにも、中国の組織的動員力を発揮した。

2　交通事故——都市部と農村のパターン、二〇〇四年法の整備——

一方、交通事故による死傷者の数は、インドについでサハラ砂漠以南アフリカ諸国並みに高い。二〇〇四年には、中国の交通事故報告件数は、五一七、八八九件にのぼり、一〇七、〇七七人の死者と四八、〇六四人の負傷者を報告している。人口一〇万人あたりの事故率は三九・八人であり、事故死亡率は人口一〇万人あたり八・二四人で、車一〇万台あたりの事故率は四八台、死亡率は九・九％、傷者率は四四・六％である（このデータに、香港・マカオ特別区と台湾のデータは入っていない）。

都市部と農村地域の交通事故の特徴にも大きな違いがある。都市部では、車や自転車と歩行者の接触で、歩行者が傷害を追うケースが多い。一方、農村地域では、大型バスに定員超過で乗り込み、転倒するなどの事故がある。暗くなってからの灯りも不十分で、道の舗装に問題がある場

表6－2　学生における主要な不慮の死亡率（2000年）

学校別	調査学生数（人）	交通事故		溺死		その他	
		件数	発生率	件数	発生率	件数	発生率
普通高校	207,887	7	3.67	10	4.81	11	5.29
中等専門技工学校	268,706	12	4.47	8	2.98	15	5.58
市中学	1,265,683	76	6.00	99	7.82	93	7.35
市小学	1,396,828	138	**9.88**	221	**15.82**	103	7.37
県中学	2,957,244	249	**8.42**	396	**13.39**	194	6.56
県小学	3,960,804	446	**11.26**	814	**20.55**	344	6.16
総計	10,057,152	928	9.23	1,548	15.39	760	7.56

出典：中国衛生統計年報資料（2000年）
注：ゴシック体はとくに発生率が高い

合もある。

英国石油（BP）は、上海近辺での、石油運搬のトラック運転手の事故があまりに多いこと、またその運転手が現地雇用であり、BP本社並みの保障ができないどころか、何も保険に入っていなかったケースも多かったため、独自の交通安全対策に乗り出しはじめ、WHOにも協力の姿勢を示した。

事故の発生の多さの理由に、標識の不十分がある。中国では、交通標識のみならず、方向をしめす標識も不十分で、道に迷う運転手も多い。二〇〇三年ごろから、本来のWHOのカウンターパートである衛生部だけでなく、公安部へも足を運んでのWHOの強力な提言のかいがあってか、中国に行くたびに、シートベルトをしめるように促す標識や、道路を横断するときの安全確認など交通安全を訴える看板を目にするようになった。これは、SARSの後、WHOの存在感と影響力が上がったためにできた提言の結果でもあり、また、二〇〇八年北京オリンピックの準備にむけて中国政府と北京市が改善をしようとしているという時の流れがある。

道路の構造も、北京市内の車道の合流地点からすぐの環路の内側にバス停があるなど、これでは渋滞を招いても、交通事故が起きても、また運転手をイライラさせても当然のような構造になっている。車が少なかったときはあまり問題にならなかったかもしれないが、急激に増えた車には対応できていない。

急激に車が増えたことは、経験の短いドライバーが多いということでもあり、事故の多さの理由のひとつにもなっている。免許取得に際し、路上訓練を受けないまま取得できるなど、安全運転のための基本的なスキルを知る機会のないままハンドルを握っている市民が多い。安全確認を行い、合流地点では交互に行かせるというマナーもないため、我先に押し寄せ、渋滞を引き起こし、運転手同士で喧嘩をしている。

人身事故を起こした場合、ひかれた歩行者あるいは自転車に乗っていた人に責任があり、車の運転手には責任がないという法律が長く残っていたが、この法律も二〇〇四年の五月に、一〇年かけて改正された。この改正により、運転手のマナーの改善が見込まれるが、事故当事者の間では法律的にも混乱が起きるケースがあったようである。

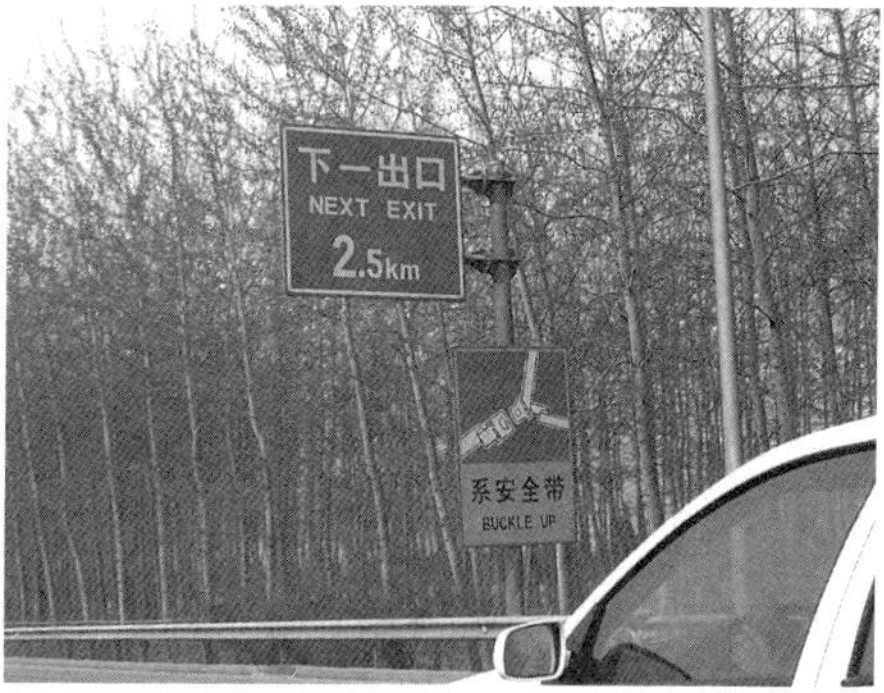

写真６－１　北京の空港からの高速道路のシートベルト標識。このような標識も北京オリンピックにむけて増加している（2006年）

二〇〇四年の春は、交通安全対策に大きな動きがあった時期であった。それまで交通安全対策は公安部だけの管轄であり、衛生部は事故が起こった後の救急処置というところでわずかに関与するだけであったが、温家宝首席の招へいで一六の省庁からなる国家交通安全委員会を構成して、各省庁の上のレベルに設置し、各セクターをあげて取り組むべき優先事項とした。

シートベルトも、運転手けつけなければならないという規則が法律化された。タクシーでは客は後部席ではなく、助手席に乗るという、より危険な習慣であるにもかかわらず、それまでは、客はシートベルトをつけないのが習慣であった。今でも、客がシートベルトをつけようとしてもこわれていたり、運転手に、「不要。規則が課しているのは運転手だけだから」と合図されたりするのはいつものことである。中国以外に勤務しているWHOのスタッフやコンサルタントが北京に到着してはじめに言うことのひとつは、シートベルトをつけられなくてとても怖い思いをした、ということだった。また、シートベルトは、ついていても、油と埃で汚れており、服の上に直接かけるのが躊躇されるということも問題であった。

WHOのプロジェクトで地方を回るときなどは、地方のカウンターパートがプロジェクト費で買った四輪駆動の車で回ったりするが、険しい道をいくときでさえ、シートベルトの習慣がないので、我々はよく「シートベルトをして下さい」と言い続け、「しないなら、もうWHOの予算で車を買うことはしない方向に持っていく」とまで強く言わなければならないこともあった。

北京の交通事情

自転車の大洪水が流れていた北京の光景も今ではすっかりかわってしまった。一九八七年にはじめて筆者が北京を訪れたときは、車はほとんど走っていなかった。車と言うのは個人で持つものでなく、会社が持っているものだった。天安門前の大通りは、車のためというよりも、飛行機の滑走路にもなるように建設されたものだった。アジア大会を開催したとき、政府がタクシーを解禁したので、一夜にして、路上を黄色や赤色のタクシーがたくさん走り出した。一九九五年ころは、黄色と赤色が半分ずつくらい走っていたが、徐々に、赤色だけになっていった。二〇〇〇年には、すっかり赤のみになっていた。初乗り料金一〇元で、街中を走る一キロあたり一・二元と一・六元の夏利（Xiali：日本のダイハツが天津に融資した中国国産車）と、ホテルで空港行きなどに待っている黒塗りの二・〇元のものがある。二〇〇五年の夏、北京を訪れると、HYUNDAI（韓国製）の黄色と紫や緑と紫などの車にかなり入れ替わっていた。オリンピックに向けて、入れ替えていく政策らしい。

内需拡大のために、政府も車を買うことを奨励する政策をとり、二〇〇二年、自動車税を下げたので、市内の路上を走る自家用車が増加しはじめた。

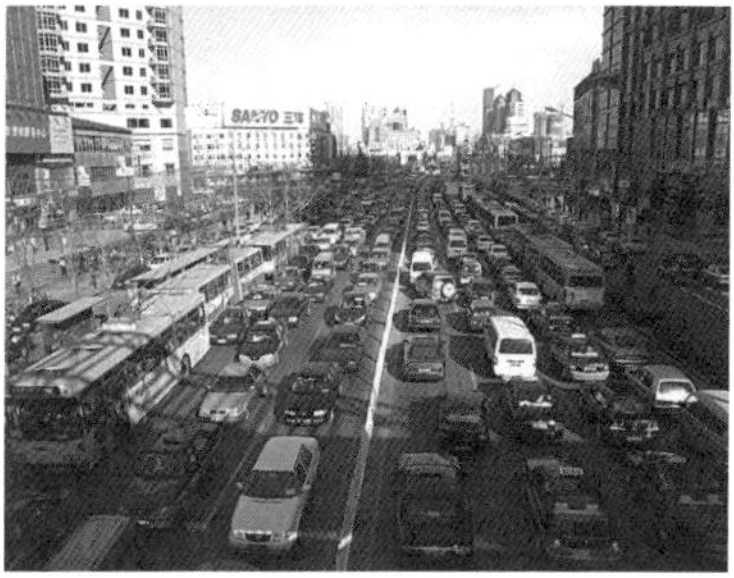

写真　北京の急変容する交通手段と道路の様子（2006年）。HYUNDAI タクシーが多い。

二〇〇一年春に赴任したときは、筆者も北京市民の波に混じって気持ちよく自転車通勤していたが（当時のWHO中国事務所の職員は、外国人も現地スタッフも全員、健康的に自転車通勤だった）徐々に車が増えていった。中国の旧正月（春節）、五月の労働節、そして一〇月の国慶節の休みの一週間は車が路上から消えるので、昔を思い出すようだった。二〇〇三年のSARSのときにも、交通量が極端に減少し、ゴーストタウンと化した。SARSのあと、バスに乗るのを敬遠した市民の間で、さらに自家用車ブームが到来し、北京市内は車があふれ出した。

広い車道のほかに、自転車用の広い道があるはずなのだが、自転車用の道にも車が入ってくるようになった。自転車用の道を漕いでいても、うしろからせっかちな自動車にぐいぐい押されることもあった。接触してまで押す感覚は日本ではなかなかないことであろう。

北京市はバイクの使用を禁止しているのでよかったと思うが、これでバイクもあればバンコクのようにさらに乱雑で危険になるであろう。

自動車におけるシートベルトと、自転車のヘルメットの義務付けを普及しようとしたが、ヘルメットに関しては中国人の感覚がうけつけないのか大変不評で話はまったくすすまなかった。

中国人は自転車を安全のためもあってゆっくり漕ぎ、日本や西洋のようにスピードを出さない。「あなたの漕ぎ方は速いので危ない」と注意をうけることもあった。

チャイルドシートなどというものは普及しておらず、北京に住む外国人は母国から持参していた。傷害予防の専門家はオーストラリアが進んでおりWHOでもオーストラリアのパース大学をWHO協力センターにしており、そのコンサルタントなどを呼んでいた。オーストラリアは、傷害予防を健康政策の一環として促進し、中国人民の健康を守ることに寄与するとともに、オーストラリアのチャイルドシートなどを中国市場に紹介したい意図もあったといえよう。

第七章　中国の環境汚染と健康への影響

はじめに

第一一回五ヵ年計画（二〇〇六―二〇一〇年）が、二〇〇六年春の党大会で発表されたが、環境セクターの予算配分はGDPの一%にも満たない。人民大学の研究者は、二〇〇六年からの五年間に経済は二倍になると予想しており、環境セクターへの投資は、第一〇回五ヵ年計画（二〇〇一―二〇〇五年）から八五%増加することになったともいえるが、それでも、GDPの一%にも満たないのは低すぎると書いている。本章では、空気汚染、特に中国で人々の肺の健康に大きな負担をかけている屋内空気汚染、住まい、安全な飲み水、下水・衛生、エネルギーについて紹介する。

中国の健康に影響する環境課題としては、他に、農薬問題・食品安全、砂漠化と黄砂、水害・

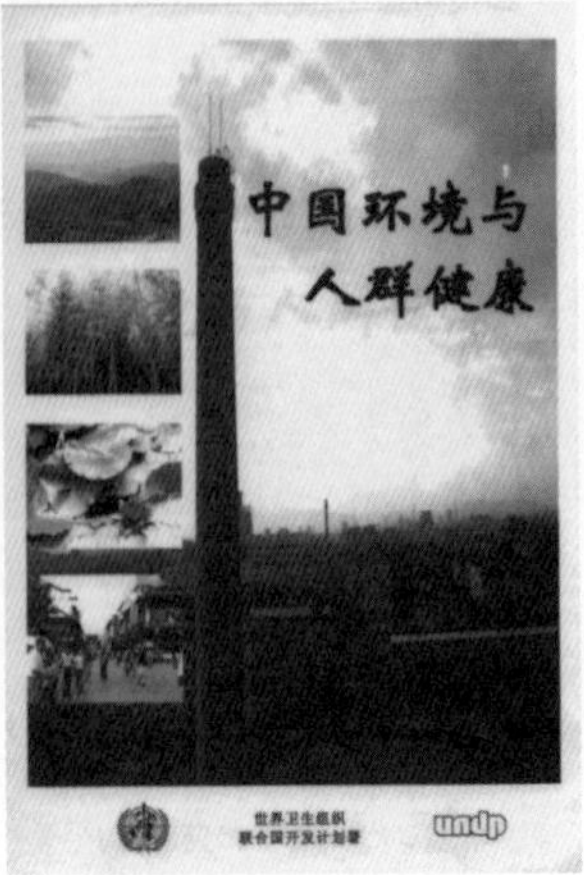

写真7－1　中国でUNDPの資金を得てWHOが行った，環境による人々の健康への影響の調査研究報告書（2001年）。特に空気汚染と水汚染に焦点をあてて，経済開発を優先しこの問題を後回しにすることに警鐘をならしている。筆者も中国政府との会議の発表によく使った

洪水や地震などの災害なども重要であるが、それらは、ＦＡＯ、国際農業開発基金（ＩＦＡＤ）、国連工業開発機関（ＵＮＩＤＯ）などが取り組んでおり、ＷＨＯの役割、特にカントリーレベルでの参与は限られていたので、ここでは取り上げない。災害については、国際赤十字などが比較にならない規模と対応の速さで活躍しており、ＷＨＯの人的及び資金的資源も限られている。

1　中国の空気汚染問題

中国の空気汚染は深刻で、世界のワーストトップテンの第一位が、山西省の省都である太原市である。上位一〇都市のうち七都市が中国であり、第三位が北京であった。もっとも、北京はオリンピックに向けて、工場を郊外に移動させるなどして空気汚

染の改善を目指している。確かに、特に冬など晴れた空を見なかった中国でもオリンピック誘致の運動が盛んになるにつれて、青空が見られるようになった。

北京の空気汚染が改善されてきたとはいえ、やはり世界の中でも特に汚染されている大都市であることにかわりはない。エネルギーの消費は急増しているが、その多くを石炭に頼っており、これも大気汚染の原因である。また、車の急増も大気汚染の原因である。

北京の人工雨

二〇〇〇年オリンピックの誘致をアテネと争った北京の、二〇〇八年への思い入れは相当のものだった。IOC視察団が来る前は、北京周辺の工場はすべて稼動を停止され、前日には、ロケットを打ち上げて雨を降らせておき、視察当日は晴天とした。もともと水不足に悩む北京は、雨雲が来るとロケットを打ち上げて捕まえ強制・人工的に雨を降らす。そのときは、昼間でも真っ暗になり大雨が降り出す。しかし、二時間もすればまた晴れている。はじめてのときは、窓の外をみて時計と見比べ、異常気候におどろき、台風・嵐が来たのかと慌てて同僚たちに何がおきているのか訊いてみたが、現地スタッフは慣れているようで平然としていた。

2　屋内空気汚染

中国では、屋外だけでなく、屋内の空気汚染も問題である。屋内空気汚染には大きく二つの要因があり、ひとつは質の悪い石炭を家庭用燃料に使っていること、もうひとつは、喫煙の習慣である。また、煙突など換気システムがない住まい環境も要因となり、これらが、肺癌などの罹患率を上げている。また、暖房や料理用の火は、家庭内での幼児の火傷と傷害にもつながっている。

一九九四年農村地域において、四〇％の家庭が石炭を燃料に使っており、六〇％が薪、木の枝、家畜の糞などのバイオマスであったが、石炭が増加傾向にある。

中国の住まいの環境条件は、農村や、都会でも下町では、屋内空気汚染による肺癌や結核などの罹患率に寄与しており、重要な問題である。一方、大都市では、新たな問題が生じている。すなわち、北京でも急速に再開発がすすんでおり、オリンピックの後にバブルがはじけるのではないかとも議論されているが、乱立する新築高層マンションなどでは、建築材料の化学物質により頭痛などの症状を訴えるといったシックハウス症候群が問題になっている。

3　熱波を引き起こす空気汚染

二酸化炭素などの排出は「地球の温暖化」にも関係しているといわれるが、一九九五年のシカゴ熱波、一九九八年の上海熱波、二〇〇三年のフランスなどヨーロッパ大陸を襲った熱波、二〇〇六年のアメリカの熱波は、それぞれ多くの高齢者に死者をだした。また、熱波は、公衆衛生（環境保健）の見地からも健康に影響を与える重要な事象として検討されはじめている。政治的な影響も強く、二〇〇三年のフランスでの熱波とそれに対する行政の対応の不十分さは、パリ市長の辞任につながった。

一九九八年の上海熱波は、過去五〇年間で最高の猛暑で、三五度以上が四〇日間続き、その間の市民の死亡率は、例年の八月の死亡率の三倍に上った。

上海市では、市内の車の数が増大しており、一九九七年の七〇万台から、二〇〇〇年には百万台に増加している。市内の工場は、近年、郊外に移転しており、市内の空気汚染は、かつての工場の石炭エネルギーによるものから、それと車の排気ガスによるものの混合へと変遷している。

表7－1　農村引水改良受益人口

項目＼年	1990	1995	2000	2005
累計改水受益人口（万人）	66,585	79,716	88,112	88,893
農村人口に占める割合（%）	75.5	86.7	92.4	94.1
水道用水供給所数（個）	332,044	638,267	674,758	651,512

出典：中国衛生部情報センターHP
www.moh.gov.cn/statistics/digest06/y51.htm［アクセス日・2006年8月1日］

4　安全な飲み水

中国は、国全体としては水不足であり、また、地域的格差が大きい。インフラ開発の遅れた農村地域だけではなく、人口密度の高い都市部でも課題である。

中国の都市部では、二〇〇五年八月現在、九〇％の人口が「安全な水」へのアクセスをもっており、農村地域では、一三・八％のみが「安全な飲み水としての基準をみたした水」へのアクセスがあり、六一・四％が「安全な水」へのアクセスがあるとされている。

二〇〇二年末、水資源部は貧困削減計画の一環として、二億四千万人の人に水を供給し、さらに二億六千万人を水不足から解放するよう目標を立てた。

二〇〇五年一二月二八日に洪水抑制と旱魃救済の全国会議が成都で開催されたが、そこで、水資源部副大臣は、中

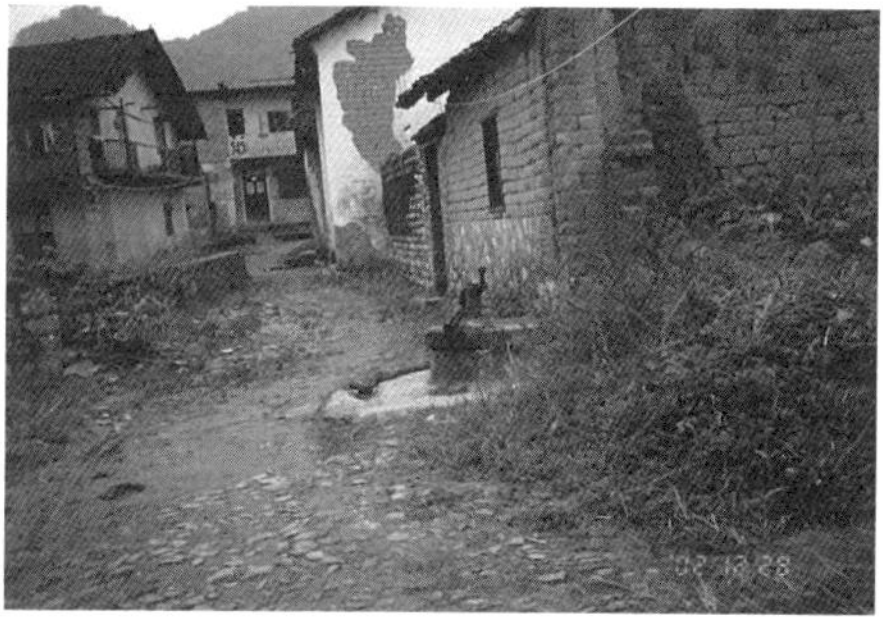

写真７－２　広西壮族自治区・桂林近くの村の井戸ポンプ（2002年）

国の農村地域の約三億人が安全でない飲み水を飲んでおり、そのうち六千三百万人は、高濃度のフッ素の入った水、二百万人は、高濃度の砒素の入った水、三千八百万人は苦く塩辛い水を、一億九千万人はその他の多量の有害物質の含まれた水を飲んでいると発表した。また、一、一〇〇人は、広東住血線虫の中間宿主であるかたつむりなどに汚染された地域の安全でない水を飲んでいる。そして、三一八都市の二千二百万人は過去五年間毎年、旱魃による水不足を経験していると報告している。

二〇〇六年春に発表された第一一回五ヵ年計画で、水資源部と衛生部、そして国家開発改革委員会は、農村地域の安全な飲み水プロジェクトに関する共同声明を発表した。中国全土には三億人の安全な飲み水にアクセスできない農民がいると推定し、中央政府は、二〇〇六年に四〇億人民元（五億米ドル）を、地方政府は八〇億人民元（一〇億米

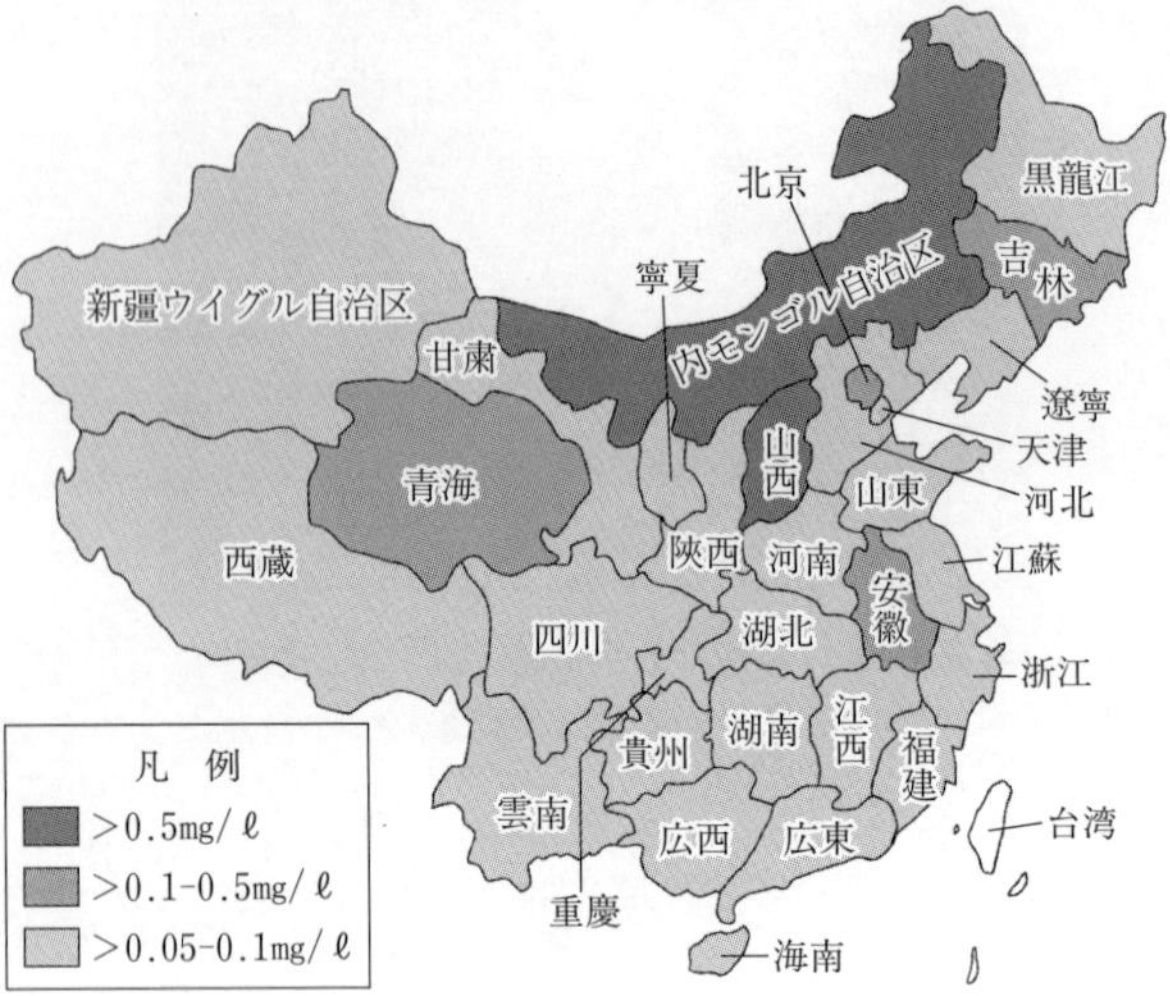

図7－1　飲料水に砒素が発見される地域の分布

ドル）を投資し、農村地域の二千万人の農民に安全な飲み水を供給するとした。また、現在の水質の標準規定は一九八五年に作成されたものなので、新しい標準規定を作成しているが、二〇〇六年四月時点では、まだ採択されていない。

飲み水の汚染として問題なのは、下痢などの症状を引き起こす細菌だけではなく、場所によっては、フッ素や砒素の混入も問題である。歯の形成不全をおこすフッ素の問題は、地域によって影響が大きい。ショック、色素沈着、皮膚炎を起こし、神経や臓器にも有害な砒素汚染は、世界的にはバングラデシュがよく知られている（本叢書の前身となるKUARO叢書の第五巻である谷正和著『村の暮らしと砒素汚染―バン

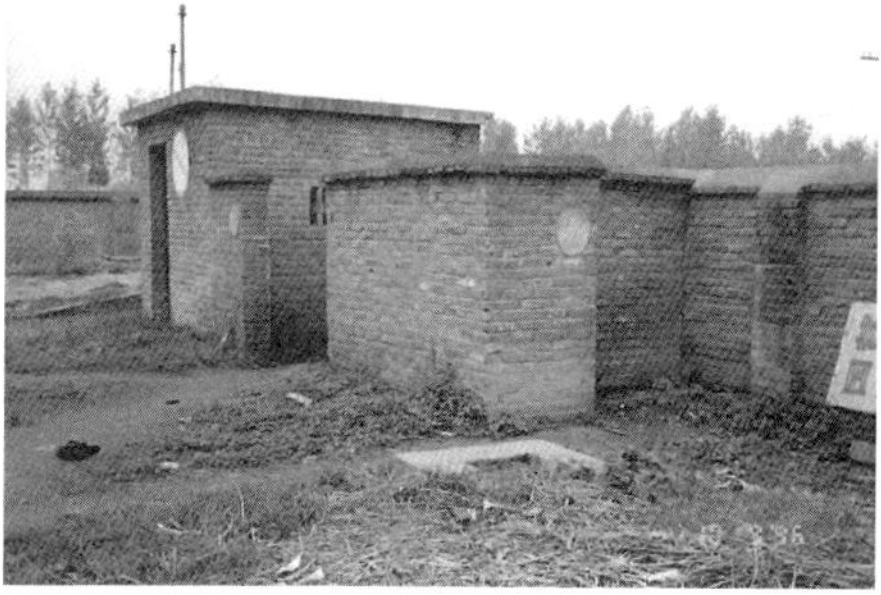

写真７－３　1996年10月安徽省病院トイレ。典型的なトイレ。市レベルの病院の入院患者が使用するトイレでも外に設置され，水洗ではなかった

グラデシュの農村から―』を参照されたい）が、他に中国の一部の地域からも報告されている。中国全土から報告されているわけではなく、内モンゴル自治区を中心とした限定した地域からの報告であるが、無視できない（図７－１参照）。同じ地域内でも汚染された井戸のすぐ近くの別の井戸は汚染されていないこともあり、汚染の原因は不明である。

工業排水は、工業化経済発展の進む沿岸部だけでなく、中国全体から報告されており、飲み水汚染の一因となっている。国際協力銀行（ＪＢＩＣ）など外国ＯＤＡのローンで工場を建てるときは、工業用排水などの汚水浄化装置もセットとした技術で設計を提案するが、借り手である中国政府財務省は、予算がかかるその装置を不要とする。まず経済発展をして、経済的余裕ができてから環境対策に取り組むという姿勢が環境対策を遅らせることとなるため、

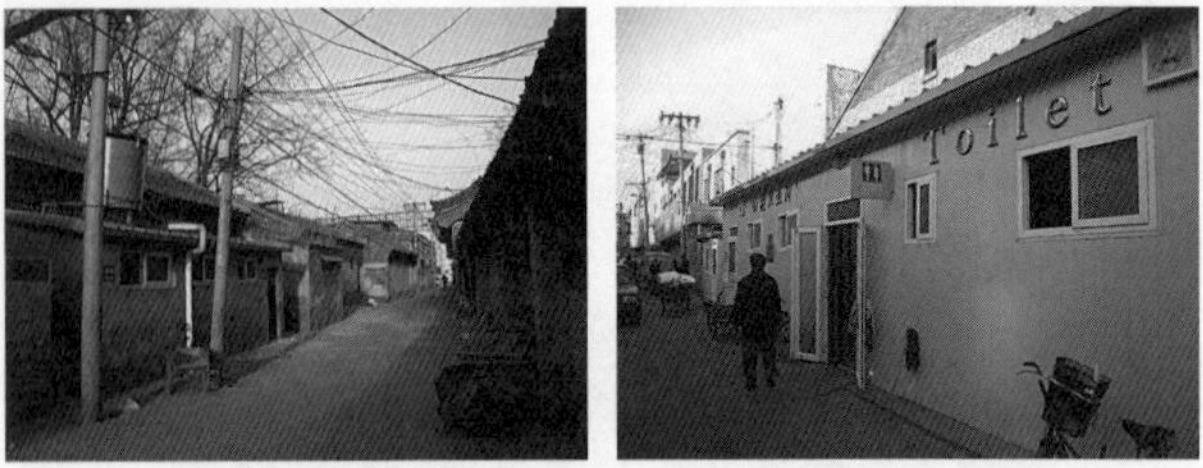

写真 7－4　従来の市内胡同の共同トイレ（左）と 2006 年に新しく出来たトイレ

それによる人々の健康への悪影響を減らし、健康を守ることが課題である。

5　下水の整備とトイレ事情の改善

中国の都市部では、二〇〇五年八月現在、七〇％の人口が排泄処理設備のある住居に居住しているとされている。この普及割合は、一九九三年の八％から飛躍的な改善をみせており、一九九五年で一六％、一九九七年で三〇％、一九九八年で三五％、そして、一九九九年で四〇％である。

一方で、改善は農村部では特に遅れている。安全な飲み水の確保のむずかしさと、不衛生な下水トイレ状況が、蔓延する感染症の原因となってきた。都市部でも、二三省のうち一九省で、日々排出される汚水量が、その汚水処理能力を超えているとされている。農村部にいたってはその状況はさらに深刻である。

一九九九年杭州で開催された中国の女性と子供会議では、農村地帯の下水・トイレ衛生の改善を最優先事項三つのうちのひとつに決めた。

現在、二〇〇八年のオリンピックを目指して、北京のトイレ事情の改善は目覚しいものがあり、北京政府は多額の投資を行っている。天安門広場の周りにも公衆トイレが設置され、胡同[*1]（Hutong）の中の共同トイレも数年前までとは雲泥の差である（写真7－4）。綺麗になり、車椅子利用者でも使用できるように整備が進んでいる。

6　エネルギー

かつては石炭と石油を輸出していた中国も、一九九三年には、石油を輸入する側に変わった。経済成長とあらゆるものの生産とそのためのエネルギー消費、そして、二酸化炭素（CO_2）や二酸化硫酸（SO_2）の排出は相関関係にある。このような経済発展に関連のある公害の健康への影響は、沿岸部で深刻化している。中国政府もその弊害を課題として認識している。

しかし、二〇〇五年夏に開かれた北京での中国経済学会でも、研究者の間では、「まずは経済発展が大事で、環境問題のような可逆的問題は経済発展を達成した後で取り組めばよい」という議論が行われていた。公衆衛生の専門の立場からは、人々の健康への影響を考えずに、なぜそんな無責任な発言をするのかと思うが、経済発展優先政策が重要なところなのだろう。

一方で、二〇〇五年八月「環境白書」[*2]が発表され、中国における公害問題への対策の早急な必要性と共に環境問題の重要性を訴えた。

二〇〇八年の北京オリンピックを「グリーンオリンピック」として推進している北京は、目抜き通りの花壇の整備、緑化運動も推進している。草木に水を撒いているのかと思えば、実は街路樹や芝に緑のスプレーを撒いていたり、造花の花壇であったり、感覚の違いも見受けられるが、「緑化」は明らかに進んでいる。北京空港から市内にむかう高速道路沿いは、一九九五年ころは、いかにも植林したてのすきまだらけの木々がならんでいたが、二〇〇〇年には樹林が生い茂っており、二〇〇五年に初めてきた人などは、自然の原生林だと思っていたらしい。

二〇〇六年五月二七日、北京オリンピック委員会は、選手村のエネルギーの二〇%は風力発電とし、電灯のための電力の八、九割と、お湯のためのエネルギーの九割は太陽エネルギーにより供給すると発表した。

注

*1 北京の庶民の生活空間である胡同は、古くからの北京の街並みを留めていることから、近年は観光スポットとして観光客から人気を集めている。旧市街（旧城内）の北部や外城部を中心に、いまでも多くの胡同が残っており、北京一の繁華街王府井あたりでも、一歩裏通りに入ると胡同が残されている。そのよ

うな地区では共同トイレを持ち回りで清掃する人や、台所のない家の住民向けの安価な食事場所である「小吃」（軽食堂）などが見られ、胡同に住む庶民の生活が垣間見られる。胡同の家の多くは各住居にトイレを持たない（台所を持たない家も多い）ために胡同ごとに共同管理のトイレを設置しているが不便なことは否めず、近年の中国の経済発展や二〇〇八年の北京オリンピックに向けての再開発に伴い、保存地区とされる一部を除き改築されていくものと思われる。

＊2　http://www.gov.cn/zwgk/2006-06/05/content_300288.htm（中国語）
http://www.china.org.cn/english/2006/Jun/170355.htm（英文）

第Ⅲ部　保健医療制度と国際化社会

第八章　中国の保健医療システム

はじめに

第II部では、各疾病や公衆衛生課題ごとにとりあげたが、それぞれの病気など健康問題に取り組むとき、たどり着くのが対策を行うための骨組みとなるその国家の持つ保健医療システムを含む社会制度的背景である。本章では、それを取り上げたい。

1　広大な中国の隅々にいきわたる組織

中国は共産党が政治権限を握って支配している国家であるが、その広大な土地は、二三の省（台湾省を含む）、五つの自治区、四つの直轄都市、二つの特別行政区に分けられている。中華人

表8－1　自治レベルによる格付け

行政区	基本	人口集中地区	上位自治体の直轄	定住民族	非定住民族
省級	省	直轄市	特別行政区	自治区	内蒙古自治区
地級		副省級市			
	地区	地級市	省都	自治州	盟
県級	県	県級市	市轄区	自治県	旗，自治旗
郷級	郷	鎮	県轄区，街道	民族郷	ソム，民族ソム
村級	村（自然村）	行政村	居民区，居住区，小区，社区		

民共和国の行政区分は、原則的に省・県・郷という三つの行政区画に分けられるが、省級と県級の行政単位の間に「地級行政単位」が存在するのが現代中国の地方行政の大きな特徴である。すなわち、行政単位は省、地、県、郷の四レベルに分けられる。なお、「村級」は行政区ではなく自治組織である。

省が日本の都道府県レベルにあたる。とはいっても、何しろ広大な中国では、東南アジア諸国すべてが三つ入るくらいのスケールと考えるのがいいとも言われる。五つの自治区とは、新疆ウイグル、内モンゴル、チベット、広西チワン族、寧夏回族の各自治区である。また、四つの直轄都市とは、北京、上海、天津、そして、重慶が四つ目の直轄都市となった。特別行政区は香港とマカオである。

地級は、さらに都市部の市（地級市）、直轄市の市轄区、農村部の地区に分かれる。この中で前者二つは地方人民政府の組織である。県級には、県、県級市、県轄市が、郷級には、農山村部の郷と、人口集積地付近の鎮が、その下には、行政村が組織されている。村には村民委員会、居民委員会が自治組織としてある。

国家レベルでは中国衛生部（保健省）が保健医療を司っており、その下の省、地、県級の各レベルに、それに対応する部局が設置されている。各人民政府には、保健医療を司る衛生局があり、省、地、県級の各レベルにはそれぞれの人民政府に所属し衛生局が管轄する人民医院（病院）が存在する。郷級には郷鎮衛生院という医療サービス施設がある。ここは、床数は少数であるが入院も可能で治療など臨床サービスを行う。また、予防接種、母子保健など公衆衛生的サービスも行う。村には村医がおり村衛生室に勤務しているが、立ち寄ってみると、村医は畑仕事にでており不在であることも少なくなかった。

中国では、中国伝統漢方医学も保健システムに組み入れられている。針灸、漢方薬の処方が公的な西洋医学の保健医療システムと共存しており、人民医院のネットワークを形成する医療施設が中医医院（中国の伝統的医学である漢方医）であることも少なくない。特に下のレベルの衛生院施設では西洋医学の設備はあまりなくとも、漢方薬は膨大に置いてあるといった様子をみることもあった。

農村での歓迎——世界銀行のミッション——

世界銀行の農村保健医療開発のミッションでは、省都、市、県、村といったすべてのレベルを順に訪問した。日程にもよるが、一般的には、はじめに省政府衛生局に表敬訪問に伺い、説明報告を受ける。その次に、その下の各レベルのフィールド視察と、衛生局での説明報告を受ける。どんな村々にも委員会の事務所があり、よく、衛生院、計画生育事務所などが同じ一角に並んで設立されていた。

中央レベルでは縦割りがはっきりしていても、末端部に行くほど、他の、民生局、婦女連合、貧困農民相互扶助組合などの組織とともに横に連携していた。これが、SARSのときにも威力を発揮した総動員力の要因でもある。

世界銀行やWHOのミッションで出かけるときは、中央政府から訪問先に赤文字レターヘッドの文書が送付されており、外賓（waibin）を全力を挙げておもてなしするように指示されている。それぞれの空港や鉄道の駅に出迎えが来ており、荷物は全て持ってくれるなど、いたれりつくせりである。また中国文化の誇る食事で（その地方の名産がだされることも多かった）もてなしをするように指示されているうえ、相手を不愉快にさせるような政治問題の話題をすることも禁止されていた。訪問・視察先には「熱烈歓迎」の赤い垂れ幕が下がる。ときどき、その下についている英訳が“Hardly welcome”（「歓迎することはほとんどできない」の意）となっていたりしたが、これは一目見て“Heartly welcome”（心からの歓迎）という英語の間違いであろうと分かり、歓迎の準備をしてくれている村人たちの様子を思うと微笑ましいものでもあった。

国際機関の英文の文書には筆者の名前はDr Junko Otaniとあるので、会議室やディナーテーブルのネームカードでは「大谷順子」とならずに、Dr Otaniは「噢塔尼博士」と書かれていることが多かった。時には違う漢字もあてられていた。外国人の名前を表記するのに日本語のカタカナのようなものがないので、中国の人たちはどの漢字をあてればいいか、発音から、また意味を考えながら、相談してつけていた。彼らのその漢字選びのセンスにはすばらしいものがある。

2　社会保障の二つのシステム
——非農村（都市）籍と農村籍、そして、流動人口——

中国の社会保障を論じるときにまず、その二重構造を抜きにするわけにはいかない。同じ国ではあるが、非農村（都市）籍人口と農村籍人口は全く別に扱われており、社会保障を享受するのは都市籍の人口だけであった。中国労働社会保障部と話をするときは、人口高齢化にあわせて社会保障制度の改革が必要であり、これからも継続してさらなる改善が必要だと話していたが、それも都市籍人口に関してだけであった。衛生部は都市籍人口だけでなく農村籍人口も対象にしていたので、二〇〇一～二〇〇三年ころの訪問時に確かめたが、労働社会保障部も、都市籍人口だけを対象としており、農村籍人口は扱っていないと答えた。しかし、この一、二年、農村籍人口や流動人口にも何らかの対策をはじめるという発表があったことを伝えるニュースをみるようになった。政府は、社会保障・社会福祉の構造改革に積極的に乗り出したようである。

都市部の保健医療システム

都市籍人口は、雇用者である政府、国営企業から医療保険と保健医療サービスを受けてきており、それぞれの職場に医療施設サービスがあった。被雇用者は退職後もこれらのサービスと年金を受けることができた。これらは、公務員のための政府保険制度と、国営企業労働者のための労働者保険制度によるものであった。共産党幹部のためには、一般の人たちの立ち入ることができない区域にホテルのような病棟がある。

一方、無料医療を提供したため常におこる弊害として、医療サービスの質に伴わないコストの上昇による保険金還付請求と、過剰医療がある。これらは、国家の医療費負担の増加の原因となった。また、民営企業の増加と国営企業改革、それにともなう失業者や一時的契約雇用の増加などで新たな課題が生じており、都市籍人口においても保険を持たない人口の割合がふえるなどの結果を招いている。

農村部の保健医療システム

農業改革前は、合作医療制度（CMS）があり、そのサービスで重要な役割を担ったのが「裸足の医者（赤脚医生、barefoot doctors）」であり、郷鎮衛生院、県病院をつなぐ郷鎮県の三つのレベルのネットワークによる、人材を含む資源の適正配分とリファラルシステムであった。[*1] それを財政的に支えるものが、人民公社社員から納められる毎年定額の保健費、初診料と薬代の自己負担、人民公社、生産大隊の公益金からの拠出であった。かつては、中国農民の九割がこれに参加していた。この制度による低コストのプライマリヘルスケア（PHC）は農民の健康維持に貢献していたし、WHOとUNICEFのアルマ・アタ宣言のモデルとなるほどであった。

アルマ・アタ宣言とは、一九七八年、旧ソビエト連邦のアルマ・アタ（現在の中央アジア・カザフスタン共和国の首都アルマティ）で、WHOとUNICEF、そして一四〇ヵ国の代表が集まった会議で決議された「プライマリヘルスケア宣言」である。「西暦二〇〇〇年までにすべての人に健康を（Health for All by the Year 2000：HFA）」を目標に掲げたが、その目標達成のために、PHCの理念が打ち出された。世界の保健医療資源は主に限られた人々への保健医療サービスと、それに必要な医学、医療の研究開発に向けられているのが現状で、大多数はこの恩恵にあずかることができずに病気のために苦しんでいる。世界には基本的保健医療サービスを受けられない人々が数十億人おり、保健医療はこれらの人々の健康を改善し、生産的な生活を送れるようにすることを第一に求めなければならないとしている。これは、健康政策の範囲にとどまらず、健康を中心とした社会思想として意義がある。ＰＨＣは、人間の健康を、生産的で創造的で幸福な社会を築くための基礎と考え、コミュニティにおいて、高額な先端医療技術よりも比較的少ないコストで効率のよい基本的医療を、そのコミュニティの主導によるヘルスシステムと、それを可能にする社会システムによって人々に届くことができるようにするものであり、社会のダイナミズムを生むものである。ＰＨＣは、欧米の平等、人権といった思想によってだけでなく、当時の中国の公衆衛生思想と、文化大革命の中に生まれ機能していた「裸足の医者」制度がモデルであった。

一九八〇年代の農業改革により、農民がそれぞれに収入を得るようになると、保健サービスも利用者負担による運営に移行していき、一九九〇年代には、かつては九割であった参加率も一割まで下がってしまった。また、保健医療従事者が村にとどまらず、より人口の多い都市部へと移住し開業することになった。システムは、リスクをプールするだけの大きさを維持できず、何か事故が起きたり大病にかかれば財政的に破綻することになり、このシステムは実質上機能しなくなった。[*2]

これを再びよみがえらせようと試みていたのが、世界銀行の保健開発プロジェクトⅧであった。その専門家のひとりがサセックス大学のジェラルド・ブルーム（Gerald Bloom）教授である

表８－２　中国の社会保障制度の改善

保険の種別	2003年非保険者数（百万人）	前年との比較（百万人）
老年	154	＋ 2.0
失業	103	＋ 1.9
保健医療	109	＋15.0
労働衛生・傷害	45	＋ 1.4
妊産婦	36	＋ 1.6

出典：ILO（2004年）

が、彼の出張費や専門コンサルタント料は、国連機関と連携をとって中国政府中枢部にアクセスし制度改革をしようという戦略をとるＤＦＩＤによって支払われていた。世銀の規定よりもはるかに多額の支払いであったので、世界銀行がコンサルタントに招待しても断られ、ＤＦＩＤのコンサルタントとして、世界銀行のミッションに参加していた。他に、中国系アメリカ人でオーストラリアのラ・トルーブ大学の教授などもＡＵＳＡＩＤから派遣され同行し、その議論に参加していた。しかし、市場経済化がすすむなか、昔のようなＣＭＳ普及は難しく、貧農には病気になったときの治療だけでなく、予防接種の料金すら捻出するのは厳しい状況が続いている。

　中国の医療制度の市場経済化は大変な問題である。中央政府から運営資金が下りてこない状況で、それぞれの医院にその運営が任されていれば、必然的に医院は営利主義に走り、不要な検査や治療が増える。問題なのは、本来ならリファラ

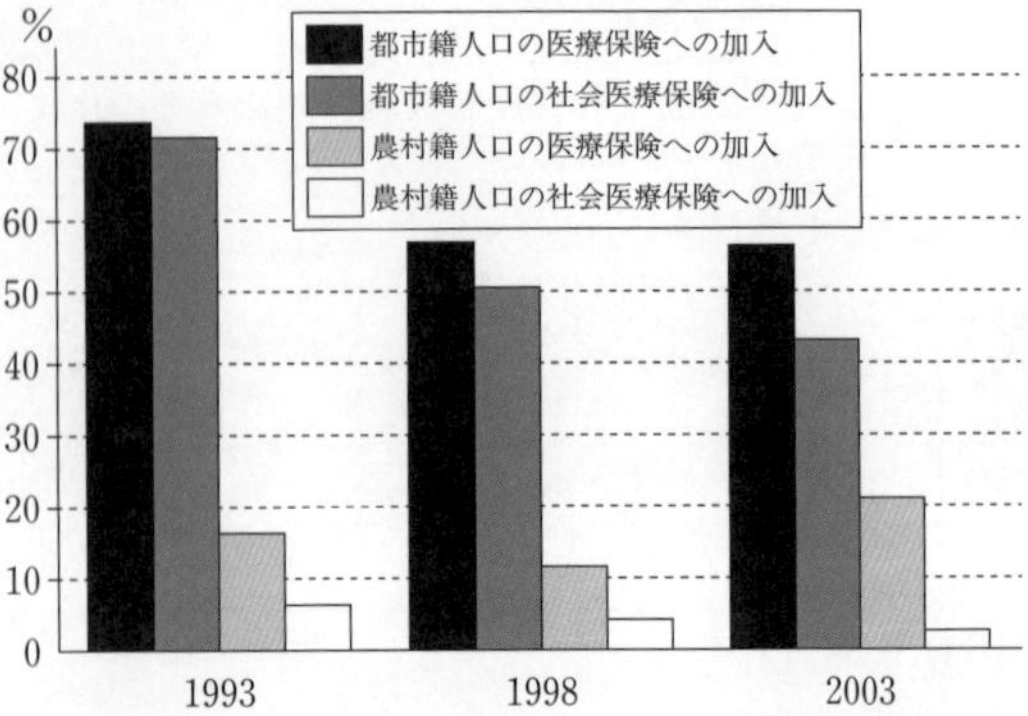

図8－1　市郷住民の各種医療保険への加入状況

ルレベルの省・市クラスの医療施設にしか必要ないようなCTスキャンなどの医療機器が、下のレベルまで多く普及しており、スキャンした映像もきちんと読み取れず診断も下せないような医療者であってもそれを乱用し、患者に多額の支払いを求め、貧しい人をさらに貧しくさせるということが行われていることである。そして、医療による不要な被爆量は、日本が体験した原爆以上の量があるのではないかと推定されているほどである。

中国で社会保障というときは、年金をさすことが多く、イギリスで言うような広い意味での社会保障をまだ網羅していないのが現状であった。しかし、労働社会保障部のみがこのセクターを担当しているわけではなく、衛生部も保健サービスの面で携わっているし、民生部においては、二〇〇〇年代には高齢者福祉やコミュニティサービスの計画を開始し、改善に向けて試行錯誤を重ねている。

人口高齢化対策としての高齢者に対する福祉サービスにはさまざまなものがあり、特に都市部では第一章でふれた社区というコミュニティ単位で充実している。

障害者への福祉は、鄧小平（Deng Xiaoping）元国家主席の、脚が不自由であり車椅子を利用している長男がリーダーシップをとって積極的に展開している。

エイズ孤児への福祉事業は、中国においては衛生部ではなく民生部が、国家開発改革委員会や財政部などを含む他の一六の政府機関と連携しながら、行っている。

先進国や日本では病院での出産が主流であったのが、「自然に帰る」志向もあり自宅出産がまた増加する傾向にある。しかし、自宅出産は、緊急処置を要するケースとなったときにすぐに入院できる連携体制があってこそできることであり、それができない環境や社会においては、入院による出産が、妊産婦死亡率の改善に役立つ。

二〇〇六年二月一四日に発表された経済協力開発機構（OECD）の中国報告書によると、中国の保健医療や教育分野への公的資金の配分は少なく、OECD諸国の平均が、GDPの二八・二％であるのに対して、中国はわずか五・五％しか配分しておらず、より多くの配分の必要性を訴えている。また、省レベル以下の地方政府では、資金調達に苦労しており、独自に課税したり、違法とされている債権の発行を行っている。

また、保健医療、教育と社会プログラムの予算は、OECDの平均のGDPである四四・五％からは大幅に下回っているものの、一九九五年のGDPの一七・七％から二〇〇三年の二七・四％へと改善している。これは、主にインフラへの投資と行政への予算が増加したことが原因である。このような伸びを示しているのは、現在の発展を示唆している。また、この伸びは発展途上国の中でも群を抜いており、韓国より下回っているのみである。

3 グローバリゼーションと市場としての中国の保健医療制度
――二〇〇一年WTO加盟――

二〇〇一年四月にWHO中国代表事務所に赴任した当時、中国では、一〇年越しの交渉の結果、ついにWTO加盟をはたしたところであった。これは、国際社会の中で存在感と信頼を得るひとつのステップでもあり、これを機会にした海外からの中国市場への参入の情報や投資機会探しも積極的であったので、日々、メディア等でWTOという言葉を耳にした。比べて、WHOの知名度の低さにがっかりしたものであった。

ところが、二〇〇三年のSARS騒動で一変し、中国において、WHOは大きな存在感と発言権を持つようになった。それが、人々の健康を守るための関心の高まりというよりも、SARS

による経済的影響のおかげであったとしてもである。

　中国のWTO加盟により、中国では、市場開放の推進や輸出競争力の強化などを目指した国際標準の導入が積極的に行われており、国際標準クラスの高い性能を有する機器を求める需要があらゆる分野において高まると予想されてきた。医療分野においても、高度医療の普及がなされ、これに伴い高性能な画像診断装置の需要が高まることが予想され、そこに、外国資本、プライベートセクターは参入しようとしてきた。

　中国衛生部からも、WHO中国代表事務所に、衛生部・WHO／WTO合同ワークショップの開催要請があり、二〇〇二年一月、北京で、ジュネーブから専門家たちを呼んで、保健医療分野への影響にテーマを絞っての研修が行われた。関税および貿易に関する一般協定（GATT）、WTOおよび世界知的所有権機関（WIPO）について、また、グローバリゼーションの背景のもと、貿易、貧困と健康の関係について学び、知的所有権の貿易関連の側面に関する協定（TRIPS）、貿易の技術的障害に関する協定（TBT）、衛生植物検疫措置の適用に関する協定（SPS）、食品安全標準（Codex）、国際保健規則（IHR）、世界タバコ規制枠組み条約（FCTC）などの、関連の専門用語を整理した。

　WTO加盟により、国際社会からは、中国における製薬の知的所有権の問題の解決や、中国でも海外からの医療サービス、医療従事者の輸出入・労働移民の受け入れの可能性に対する期待など様々な課題が浮かび上がってくる。

中国は知的財産権保護のため、TRIPS協定に適合する法整備、差し止め制度整備、行政措置強化ならびに刑事罰適用要件の緩和などを約束した。この結果、摘発事例の増加も報告されているが、実態は模倣業者との「もぐらたたき」とも言われ、外国資本の投資に際し不安は残るのが現状であると言えるし、中国政府への取締り強化のプレッシャーは続いている。

医療業界は、中国において最も成長の見込みのある市場のひとつとも言われ、二〇〇五年夏の筆者の北京留学時も、米国のプライベートセクターが北京のケリーセンター（国際会議場併設の高級ホテル・マンション）などで開催するラウンドテーブルなどの広告案内を見かけた。二〇〇四年以降、活発に成長するGDP、ホスピタル・マネージメント、第一一回五ヵ年計画およびWTOルールとの連携などの外的要因により、医療業界、業界の競争状況、収益構造、およびサービスモデルは、患者が医療サービスや消費に関する考え方を習得できるような方向に、劇的な変化をとげてきた。

IT関連分野の調査において高い評価を得ている米国の調査会社では、中国における医療業界向けITソリューション市場についてまとめた報告書 "China Healthcare Industry—IT Solution, 2006-2010 Forecast and Analysis" を発行した。この報告書は、中国の医療業界について、二〇〇五年のITソリューション市場に関する明確な分析を通したIT導入状況及び将来の開発動向、また今後五年間の市場予測および二〇〇五年の市場における競争分析、また市場概要および原動力のレビュー、ソリューションおよび地域別の二〇〇五年のＩＴ支出に加え、主な医療ＩＴソリューション市場の将来見通しなどを提供している。

中国は医薬品の販売において世界最大の市場のひとつである。ＷＴＯへの加盟により、今後さらなる世界経済との融合が必要になってきている。製薬、バイオおよびヘルスケア分野で定評のある英国のコンサルティング会社では、ＷＴＯ加盟による中国の製薬業界への影響とビジネス機会について調査しまとめた報告書"Business Opportunities in China : The impact of the WTO, 2nd edition"を発行した。この報告書は、中国製薬業界の動向と現状、中国のＷＴＯ加盟による同業界の変動、国際市場における競争、中国との提携を検討している製薬会社にとっての研究開発とビジネスの機会および重要ポイントなどをまとめている。

注

＊1　対象となる症例の治療のために適当なレベルに紹介をして送る制度。

＊2　加入者に発生する健康リスクをプールして加入者全員にかぶせて平均化するという保険制度。

第九章　広大な中国と保健医療政策に携わる国連機関

――広大な中国の影響力と重要性――

はじめに

現在の中国は、国連の重要なパートナーである。公衆衛生セクターにおいては、衛生部も国連を上手に活用している。衛生部と国連の間での交渉もあろうが、それよりも国連による国際社会の圧力を、衛生部が国務院や財政部などと交渉をするための重要な切り札に使っているところもある。また、国連を通して国際的にトップレベルの専門家を招待したり、その専門家の所属する大学や研究所での研修に自国の公衆衛生に従事する人材を派遣したり留学させたりして、人材育成・知識取得を行う、その「外から吸収する力」は貪欲であり、立派である。

二〇〇六年北九州市環境賞を受賞したブルントラント（Gro Harlem Brundtland）女史は、一九八四〜八七年の「環境と開発に関する世界委員会」の委員長を務め『持続可能な開発』という概念を打ち出したことで高く評価されている。彼女は、ノルウェーの最年少環境大臣、そして後にノルウェー初の女性首相を務めたあと、WHO事務局長に選出されたが、彼女の任命で、「マクロ経済と健康に関する委員会（CMH）」[*1]の委員長であったジェフリー・サックス（Jeffrey D. Sachs）教授（コロンビア大学）を中国に招待して、CMHの研究会が二〇〇三年一〇月に開催された。研究会のために中国のコンテクストにあわせて作成した報告書が同じく二〇〇三年一〇月刊行された。費用はDFIDが出資した。

サックス教授を迎えるにあたってのブリーフィングの準備は緊張したが、教授は、中国を何度も訪れており既に中国への理解はすばらしかった。激務にもかかわらず気さくな人柄であった。

このCMHは公衆衛生と保健開発の専門家たちから見れば、特に新しいことが論じられていたわけではなかったが、世界トップクラスの著名な経済学者らが人々の健康への投資がいかに重要であるかを開発経済という視点から述べたことに意義があった。ブルントラント前WHO事務局長は、「HEALTH（人々の健康の改善）」を開発のトップアジェンダに引き上げることに成功した。CMHの経験を買って、二〇〇一年末、コフィ・アナン国連事務総長（当時）は、サックス教授にMDGの特別顧問になることを依頼し、承諾された。

一方、WHOでは、二〇〇三年七月に就任した新しい事務局長李郁鐘氏が就任すると、CMHを優先課題としなかった。そこで、新所長の下、盛り上がりを見せた中国での活動も落ち着いてしまった。しかし、いまや、健康問題は開発のトップアジェンダである。MDGの目標Ⅳ、Ⅴ、Ⅵ（表9－1）が直接、健康の指標であり、他も健康に大いに関連した指標であることからも分かる。李氏にとって、次にどのような功績を残すかという戦略が必要であった。そこで、アジェンダに載った健康問題を具体的にどのように改善していくかを提示することが次のステップであり、Determinants to Health（健康を決める要因）に期待していた。また、「3 by 5」という目標を打ち出し、多くの議論を呼んだ。WHOの今までの領域をはみでている内容であると批判をうけたこともある。その目標のための予算が集まっておらず、「3 by 5」にまわすために他の予算が削られたり、WHOだけではじめにこの目標を打ち出してしまったので、他の国連機関との連携がスムースに行かなかったり、その後の調整過程で貸し借りができてしまったりした。二〇〇六年五月の、任期半ばの李氏の急死により、二〇〇六年一一月に次のWHO事務局長が選出され、そこでまたWHOの新しい戦略を打ち出していくという課題が残っている。

1　在中国国連システム

国連にはたくさんの機関があるが、すべての国にすべての機関の事務所を置いているわけではない。しかし、中国は多くの機関がそろっているほうである。北京にある事務所は中国を担当しているばかりでなく、例えば、UNESCOは、中国、日本、北朝鮮、韓国、モンゴルの五ヵ国を担当していた。多くの機関は、北朝鮮のオペレーションを北京事務所からサポートしていた。国連機関にはUNDP系（UNFPAを含む）の機関、また、UNICEFやWFPのようにフィールドオペレーション系の機関や、WHO、FAO、ILOのような専門機関などがあり、それぞれ働きが違う。ヘルスセクターに携わるのはWHOだけではない。多くの機関がそれぞれの専門から健康問題に関連する仕事に携わっている。

また、WHOがすべての保健医療課題に取り組んでいるわけではなく、その取り組みは、感染症に関することに大きく偏っている。NCDを担当していた筆者は、中国政府から上がってくるプロポーザルがあまりに感染症に偏っているので、中国衛生部国際課に「中国の疫学からみると、予算のバランスがおかしいではないか。どうしてもっとNCDに関する予算を申請しないのか」とインフォーマルに訊いたところ、「その通り。中国ではNCD問題のほうが実は大きいくらいだ。でも、WHOが感染症にしか取り組まないから要請もしないのだ」との返事であった。

WHOの活動の感染症への偏りは、カントリーレベルでさらに顕著ではあったが、非感染症分野の課題であまり機能していないというわけでもない。先に述べたタバコ対策や、交通安全を含める傷害防止など、本部や地域事務所と連携しながら、重要な課題に取組んでいる。

ひとつの国連をめざして

私はUNDP北京事務所で、国連コーディネーション・オフィサーとして約一年半ほど勤務した。元々、環境・エネルギーのプロジェクトを担当するため、外務省のジュニア・プロフェッショナル・オフィサー（JPO）の制度を利用して、中国に赴任した。一年弱して、中国でのレジデント・コーディネーター事務所強化のために、レジデント・コーディネーター国連常駐調整官（その国での全国連組織事務所代表）の補佐をしてほしいという要請があり、当時UNDPの所長でもあったドイツ人女性のレジデント・コーディネーターのもとで国連コーディネーションの仕事に携わるようになった。

私が国連コーディネーション・オフィサーとして働き出した二〇〇二年というのはコフィ・アナン国連事務局長が一九九七年に打ち出した国連改革の方針を受けて、かなり実質的な国連改革の試みが現場レベルでも実行されている段階だった。まず、過去一〇年の国連改革の歩みを振り返ってみると、一九九七年のコフィ・アナン事務局長による国連改革の呼びかけがあり、それを受けて、さらなる改革を推進するために二〇〇二年にStrengthening of the United Nations: an agenda for further change が打ち出された。二〇〇五年にはミレニアム・プラス五国連総会に向けての新たな国連の役割とそれにともなう国連改革の内容がレビュー、アップデートされた。その内容はIn Larger Freedom: Towards Development, Security and Human Rights for All などにまとめられている。さらには、ここ数年の世論、特にアメリカ政府を中心とした国連バッシングという強烈な外圧を受け、二〇〇六年に発表された組織改革案 Investment in the United Nations For a Stronger Organization Worldwide にはかなり踏み込んだ、待ったなしの抜本的改革を国連が余儀なくされていることが窺える。

二〇〇二年当時、中国では一五の国連機関が各々のミッションに基づき、様々な活動を行っていた。レジデント・コーディネーターの役割はその一五の機関の所長らと共に国連全体の活動や主張を調整して整合性のあるものにし、補完的に互いのプログラムの効果を高めるというものだった。一般にどの国連機関にとっても、プログラムの規模から言っても政治的な意味でも、中国は重要国と見られていたため、所長クラスの人間でも特にエース級の人材が派遣されているようだった。そういった意味では各機関の所長同士のライバル意識というのはかなり強烈なものがあった。

レジデント・コーディネーター事務所は私の参加に加え、レジデント・コーディネーター付きの中国人の秘書、それからカナダ人の顧問を迎えての出発となった。一五の国連機関がまとまることによって、国連の力がより効果的に発揮できたと私が実感したのは中国政府のＨＩＶ／エイズに対する対応の改善、ＳＡＲＳに対するＷＨＯを中心とした国連の対応、ＭＤＧ報告書作成のための準備作業を通じた政策対話などであった。小康指標の議論も重要であった。

二〇〇二年当時の国連全体の中国における援助の額は中国のＧＤＰの一％以下であり、もはや国連は資金力で中国に対して大きな貢献をするというよりはむしろ政策対話や革新的な小規模プロジェクト、環境分野における試験的技術を応用・実用化するための支援などを行っていた。

（**前川　美湖**：ＵＮＤＰルワンダ事務所勤務。環境・エネルギー部長、副代表補佐。元ＵＮＤＰ北

京事務所環境官及び国連常駐調整官補助）

ＷＦＰの活動を通してみた中国

ここでは、ＷＦＰの中国での活動を通して見た中国北西部の農村の食糧事情・家庭の収入源・教育・医療事情・女性の立場などを中心に取り上げてみたい。

ＷＦＰの中国での活動の歴史は古く、一九七九年の現地国連事務所設置時から二五年間に亘って活動を行ってきた。この間農村地域でインフラ整備のために労働力を動員し、穀物で賃金の代替とするプロジェクト方式で成果をあげてきた。中国の貧困の基準は、従来世界銀行の設定する国民一人一日一ドルの収入より二〇％程低く設定されていたが、この二五年間で貧困人口が二億五千万人から、三千万人に急減したと宣言した。

周知のように中国の経済発展は目を見張るものがあり、食糧事情に関しても国全体のマクロのレベルでは九〇年代終わりから穀物輸出国となった。中国の外貨貯蓄が四〇〇億米ドル、更に二〇〇三年には世界三番目の有人宇宙飛行を行い文字通り中国は国力・経済力とも世界の大国の仲間入りをし、もう海外からの援助の必要はないのではないかという声が聞かれるようになった。

それと同時に世界的な不況による開発援助いわゆるＯＤＡの縮小の影響もあり中国への援助を続けるのは難しくなってきた。ＷＦＰに関していえば世界規模で緊急援助と通常援助の割合が以前の二五%・七五%から、七五%・二五%へと変換し、低開発国以外の通常援助は資源確保が難しい状況になってきた。この間二〇〇二年にローマで行われた世界食糧サミットでは、当時副首相だった温家宝首相が、中国は食糧不足を脱したと宣言した。そんななかで、二〇〇五年の末には中国のWFPの従来の援助プログラムは終了することが、二〇〇一年からの五ヵ年計画が承認された際にWFPの理事会に採択された。今後は中国にWFPや他の国連機関に対するドナーになってもらうという方向が考えられている。

マクロのレベルでは、中国は目覚ましく発展しているとはいうものの、国内では、まだまだ収入、経済力の不均等がみられ、特に東側の沿岸地域と西北部の内陸地では大きなギャップが見られる。山間部では農業を中心に営んでいるものの、勾配の大きな急斜面や砂漠化のすすむ乾燥した地域では自給自足もままならない状況である。都市部に出稼ぎにでる男女も多く、そうした移民労働者の数は上海で約三〇〇万人、北京で約一〇〇万人と言われている。こうした出稼ぎ労働層も決して教育や熟練の程度が高いとはいえず中国の輸出産業、ハイテク製造業などの成長産業に吸収されてはいない。彼らは、主として都市部の建築現場の作業員、女性の場合はレストラン、ホテルなどのサービス業、さらにマッサージやカラオケ店など不安定で生活保障のされない職業に就く者が多い。WTOへの加盟により長期的には雇用が増えるとしても短期的には農村地から余剰労働力が出、失業者が増すと予想される。

WFPでは、西北部の、例年数ヵ月は恒常的な水および食糧不足に苦しむ地方を中心に飲料水の確保、段々畑などの耕地整備、水路や小型ダムの建設などの活動をおこなってきた。最高で、二〇〇一年には九つの省で活動を行っていたが、徐々に撤退の準備をし、現在では敦煌で有名な甘粛省やチベットの少数民族のいる青海省など六省を中心に中国政府側に活動を引き継いで継続してもらっている。最高時点で八〇万人ほどの人がＷＦＰのプロジェクトに参加したり食糧援助を家庭で利用したことになる。また女性の意識向上のための簡単な識字教育や、貧しくて学校へ行けない女子のため、家庭に食糧援助を通した一種の奨学金なども出している。

概して中国政府カウンターパートの組織力は大変優れており、ＷＦＰのなかでも中国プログラムは模範的なプログラムとの定評がある。また中国では人民解放直後から公共事業に人民を動因した歴史・慣習もあり、集団での作業は比較的にスムーズに行われる環境も幸いしたと言える。

ＷＦＰは、二〇〇一年から二〇〇五年までの最初で最後の国別プログラムの草案作成の際、より食糧事情が劣悪で、中国政府の西部開発政策にも沿った北西の九省に重点を置くことに決め、従来のよりアクセスの良い中央部から活動拠点を移しつつあった。ＷＦＰの方針として、最も貧しく食糧自給力の不足した地域を選びその中から最も貧困度の高い村落を選択し、村落内の貧困家庭を選択し更に家庭内でも権力の集中した長老、父親、家父長等に食糧配給が集中せず、女性、乳幼児、脆弱者に行き渡るよう、配給を細かく指定し、受給者の対象の目標を定めている。

活動を行っていた山西省、寧夏回族自治区、安徽省、青海省、甘粛省、陝西省、湖北省、広西チワン族自治区、新疆ウイグル自治区（ＷＦＰ側の資源確保の事情などの為、新疆ウイグル自治区に関してはその後プロジェクト執行は行われなかった）など、全て都市部を除き旱魃、強い勾配の傾斜地、厳しい山岳地域、大雨の際に洪水の被害が起きやすい脆い土壌など、厳しい自然環境におかれている。それらの地域では、他省、都市部への出稼ぎ者も多い。砂漠化が年々進み、穀物の育たなくなっている地域も多い。道路が整備されておらず、折角収穫した農産物も、売りに出せる市の立つ町へ運ぶのも困難である。

電気、暖房施設はおろか日々の飲料水にも事欠く村落も多い。そのような村落での主な活動内容は農業用資産構築、すなわち灌漑施設や井戸、貯水タンク、斜面を切り崩しての段々畑作り、さらに土壌の表土流出を防ぐための地盤保護や植林などで砂漠化・洪水・旱魃の被害を未然に防ぐ対策などが主である。プロジェクト終了後恒久的に外部の支援に依存することのないよう、村落単位や個人の能力向上・蓄積を目指して行われる、各種トレーニングも重要である。農業技術・畜産などに関する知識を講義し、出席日数分だけ食糧の配給が行われるインセンティブ制である。

（**庄司　ゆり子**）

2　国連ＭＤＧの評価

ＭＤＧは、その背景からもアフリカのコンテクストにあっているといえよう。中国では必ずしもこれが優先課題トップとは言えない。しかし、世界でこの項目の改善を日指そうというのであるから、中国も参加し、改善の必要なところに取り組む目標を立てることが出来る一方、中国が開発途上国の中でも優等生であり、むしろ進んでいるところを見せる機会でもある。またMDGがコフィ・アナン事務総長（当時）の優先事項である以上、いろいろな活動をこれに結びつけることに価値があり、逆に利用することも可能となる。

3　WHO

WHOは国連専門機関として、WHOも主要メンバーである国連カントリーチームが加盟国ごとに作成する国別協力方針（CCS）に沿って、その活動も、その国の健康上の重要課題と優先分野にあわせたものにする方針である。中国に対しても、CCSにあわせて、WHO本部およびWPRO地域事務所ごとの優先分野、そしてMDGなどの国際的な目標を考慮した二〇〇四年から二〇〇八年までの協力方針が提示されている（表9－2）。

中国では、二〇〇三年のSARSの大流行をきっかけに、人々の健康問題と経済発展の関連性が浮き彫りになり、公衆衛生制度の改革が促進された。その結果、健康問題が国の開発プランの優先分野に位置づけられ、伝染病関連の法令の改正（二〇〇四年）、公衆衛牛機能強化のための予

表 9－1　2005 年の中国における MDG の評価

	達成度の状況	支援環境の状況
I．極度の貧困と飢餓の撲滅		
ターゲット 1：2015 年までに 1 日 1 ドル未満で生活する人口を半減させる。	進展良好	大変良い
ターゲット 2：2015 年までに飢餓に苦しむ人口の割合を半減させる。	進展良好	良い
II．普遍的初等教育の達成		
ターゲット 3：2015 年までに，全ての子供が男女の区別なく初等教育の全課程を修了できるようにする。	進展良好	良い
III．ジェンダーの平等の推進と女性の地位向上		
ターゲット 4a：初等・中等教育における男女格差の解消を 2005 年までには達成し，2015 年までに全ての教育レベルにおける男女格差を解消する。	進展良好	良い
ターゲット 4b：高等学校教育における男女格差の解消を 2005 年までには達成し，2015 年までに全ての教育レベルにおける男女格差を解消する。	達成は難しい	良い
IV．幼児死亡率の削減		
ターゲット 5：2015 年までに 5 歳未満児の死亡率を 3 分の 2 減少させる。	進展良好	良い

V．妊産婦の健康の改善		
ターゲット 6a：2015 年までに妊産婦の死亡率を 4 分の 3 減少させる。	進展良好	良い
ターゲット 6b：2015 年までに安全で確かなリプロダクティブヘルスサービスへの全人口によるアクセスを可能とする。	進展良好	大変良い
VI．HIV/エイズ，マラリア，その他の疾病の蔓延防止		
ターゲット 7：HIV/エイズの蔓延を 2015 年までに阻止し，その後減少させる。	進展良好	改善必要
ターゲット 8a：結核の罹患率を 2015 年までに半分に下げる。	達成は難しい	良い
ターゲット 8b：マラリアの発生を 2015 年までに阻止し，その後発生率を下げる。	進展良好	良い
VII．環境の持続可能性の確保		
ターゲット 9：2005 年までに，持続可能な開発の原則を各国の政策や戦略に反映させ，2015 年までに，環境資源の喪失を阻止し，回復を図る。	達成は難しい	大変良い
ターゲット 10a：2015 年までに，安全な飲料水を継続的に利用できない人々の割合を半減する。	進展良好	大変良い
ターゲット 10b：2015 年までに，基礎的な衛生施設（下水）を継続的に利用できない農村部の人々の割合を半減する。	進展良好	良い
VIII．開発のためのグローバル・パートナーシップの推進		

出典：China's MDG progress report（2005 年）

表9－2　WHOの対中国協力方針・優先課題と予算配分

1．ワクチン予防可能疾病	29％
2．結核・ハンセン病の予防とコントロール	9％
3．HIV/エイズの予防とコントロール	3％
4．感染症サーベイランスとレスポンス	7％
5．保健医療制度開発	33％
6．健康と貿易	2％
7．慢性疾患（傷害を含む）	3％
8．環境と産業衛生	8％
9．母子保健・栄養	4％
10．寄生虫およびベクター媒介疾患	7％

出典：WHO対中国協力方針（2004-2008年度）（2004年）

算増額などが行われた。

以上のような背景のもと、WHOが政府やパートナーと協力して作成した対中国CCSではむこう約五年間の戦略的課題として、一〇項目があげられている。これらは、中国の疾病負担、政府のコミットメント、WHOの能力および比較優位、戦略的重要度、パートナーシップの有無などのいくつかの基準によって策定された。

上記の優先課題を二〇〇二～二〇〇三年の出費でみると、保健医療制度開発とワクチン予防可能疾病対策にWHOの対中国の予算の半分以上が費やされている。この優先順位は二〇〇四～二〇〇五年の予算配分においても変わっておらず、それに医療技術と医薬品、医療情報などの分野が加わっている。また二〇〇二年から二〇〇七年までの予算変化をみると、李事務局長が打ち出した「3 by 5イニシアティブ」政策の流れを汲んで、HIV／エイズを含む性感染症の分野が、また、SARSや鳥インフルエンザの制圧で成功を収めた経過から感染症のサーベイランスとレスポンスが増加している。WHOのもうひとつの重要なプログラムである拡大予防接種計画（EPI）も強化し、ポリオ撲滅というマイルストーンを目指している。他に、もともと予算配分の少なかった慢性疾患への予算も増えている。

近年発展がめざましく、急激に変わりつつある中国の社会経済状況を背景に、WHOの果たすべき役割も変化しつつあり、より戦略的な政策分析およびアドボカシー（政策提言や啓発活動）への協力が重要になってきている。またプログラム分野では、医療サービスの基本的な質や安全は大きく向上してきたので、次の段階として、農村部や都市部の貧困層にまで保健医療サービスへの十分なアクセスを保証すること、そのためのさらなる保健医療制度および財政改革が課題となっている。

WPRO地域事務所の対中国予算

表9－3は、WPROの対中国予算を通常予算（RB）と追加予算*2（EB）にわけて出しているものである。

WPROの予算は日本が一番の出資国であり、WHO本部のRBにおいても、日本は一九％でアメリカの二〇％に次ぐ出資国である。経済力から算出された額では、本当は、アメリカは二

表 9－3　2004-2006 年の 2 年間予算における WHO 中国の予算（万米ドル）

計　画　名	RB	EB
拡大予防接種計画（EPI）	224,000	2,600,000
結核 TB	80,000	2,900,000
HIV/エイズ	360,000	4,200,000
非感染症（NCD）	300,000	904,000

注：2004～2005 年の年間予算の WHO 中国に対する予算総計は，2,200 万米ドル（RB 530 万米ドル，EB 1,170 万米ドル）

三％出資しなくてはならないはずだが、アメリカが二〇％以上出さないときめてしまったので、その払われなくなった三％を他の国々でカバーしなければならなくなった。そこで、日本が一％もカバーしている。

ところが、このRBというのは感謝されない。他の国々はEBを出すたびに華々しく宣伝し、交渉パイに使う。にもかかわらず日本はEBをWPROに出資し、以前のように本部にEBを出資していない。

二〇〇六年一一月の選挙で、WHOの新事務局長に香港出身で中国政府が指名したマーガレット・チャン医学博士が選出され、二〇〇七年一月に五年半任期で新リーダーシップが発足した。チャン事務局長は、香港衛生部長を務めたときの鳥インフルエンザ対策などで世界的にも有名であり、李郁鐘前事務局長の下では環境衛生部長をつとめ、後に感染症対策特別事務局長代理に抜擢されている。彼女が環境衛生部長として中国を訪問した二〇〇四年二月は、筆者がプログラムを組んで全ての日程

表 9－4　WHO 中国の RB（WPRO）のうちわけ（US$）（2004-2005 年度）

感染症予防管理	184,000
感染症発生警告と対応	470,000
マラリア	86,000
結核 TB	80,000
HIV/エイズ	360,000
非感染症	300,000
健康促進	0
精神保健	150,000
タバコ対策	60,000
栄養	90,000
環境保健	360,000
食品の安全性	212,000
暴力，傷害および障害	88,000
リプロダクティブヘルス	137,000
安全な妊娠	53,000
ジェンダー，女性と健康	50,000
児童と思春期の健康	50,000
拡大予防接種計画	224,000
基本医療薬	401,000
基本的医療技術	75,000
保健医療制度政策	910,000
保健医療分野の人材	1,070,000
保健医療情報	250,000
計画，資源調達，監視	100,000
計	5,760,000

出典：WPRO

表 9－5　2004-2005 年度の 2 年間における資金拠出国・機関別およびプログラム別の対中国 EB（米ドル）

プログラム，分野 / 援助機関，国	伝染病サーベイランスおよび対策	EPI	性感染症およびHIV/エイズ	TB	医療制度開発とファイナンシング（財務）	医療技術と医薬品	NCD	リプロダクティブヘルス	児童および青少年健康および発展，栄養	環境保健	計
世界銀行	2,308,000										2,308,000
スウェーデン国際開発庁			2,652,818								2,652,818
CDC	514,847	1,676,246									2,191,093
カナダ国際開発庁		33,900	955,460	2,062,216							3,051,576
ルクセンブルク		574,040									574,040
DFID					1,345,518		45,200				1,390,718
ノルウェー	288,704									15,000	303,704
UNDP			66,500								66,500
ビル・ゲイツ基金					209,050						209,050
欧州同盟（EU）	122,137										122,137
WHO 本部		118,650		753,705	76,000	37,000	45,200	5,650		157,111	1,193,316
オランダ	14,634										14,634
イタリア				122,900		61,810					184,710
ニュージーランド					265,847						265,847
AUSAID	500,000	214,055				40,000					754,055
UNAIDS			516,500								516,500
ADB									287,000		287,000
UNFPA								94,020			94,020
計	3,748,322	2,616,891	4,191,278	2,938,821	1,896,415	138,810	90,400	99,670	287,000	172,111	(16,703,659)

注 1：WPRO での範疇の分け方は，本部と若干異なることがある。例えば，傷害予防対策は本部では NCD に入るが，WPRO では環境保健に入る

注 2：この表に入っていない項目もあるので，合計は一致しない

にアテンドしたが、彼女の聡明さ、外交手腕、信頼のおける人柄などから多くのことを学んだ。彼女が新事務局長に就任したことで、WHOと中国との関係にも新しい展開があると期待されている。世界の感染症対策はもちろんのこと、生活習慣病対策なども進むと期待される。

チャン事務局長は二〇〇七年一月一日の事務局長就任の際、アフリカと女性に重点をおいた政策を取ると発表している。また、二月二二日に発表された新しい執行部人事では、中谷比呂樹氏（前厚生労働省障害保健福祉部長）をHIV／エイズ・結核・マラリア対策担当事務局長補に任命し、日本からの特にこの分野への貢献が期待されている。

4　世界銀行

世界銀行の保健セクターへの参入は、一九七〇年代、人口爆発問題を経済発展への危機と位置づけリプロダクティブヘルスセクターへ介入したことにはじまる。そして、一九九三年の世界開発報告（World Development Report, 1993）のテーマを『健康に対する投資（Investing in Health）』としたことで、国際保健政策に大きな衝撃を与え、国際保健政策の舞台がWHOから世界銀行に移ってしまったと言われるほどであった。この報告書によって、結核対策DOTS戦略など経済効率のいい疾病対策が優先されるようになったため、「罹患率の低い難病を見捨てるのか」など、倫理を問う声もあった。

国際開発協会（ＩＤＡ、第二世銀）から国際復興開発銀行（ＩＢＲＤ）への切り替えには、貧困ライン（一人一日当たりの生活費一米ドル――購買力平価換算）以下のラインを引きなおすなどして、経済発展が進む中、ＩＤＡを借りる資格がなくならないように、交渉が行われた。ＩＤＡは、はじめの一〇年は返さなくてよい上、ほとんどゼロに近いような利息で五〇年かけて返せばいいので、実質上、グラント（無償供与）と同じものである。一方、ＩＢＲＤは市場とかわらない金利で一〇年で返さなければならない。

他に資金を工面できれば世界銀行のローンを借りる必要はない。従って、ＩＤＡでローンを借りるには、貧困ラインより下の低所得国である必要がある。ＩＤＡは、実質上、借金になるので、中国衛生部が借りたくても、財政部から承諾がおりない。これは、アジア開発銀行（ＡＤＢ）が、中国において保健分野のプロジェクトを持っていないことと同じ理由である。ＡＤＢが案件をもちかけると、衛生部はのるのだが、財政部が却下する。

国際保健の中で大きなプレゼンスを占めている世界銀行も、対中国事業の中では保健セクターは三％と小さなものであった。

世界銀行の優秀なカウンターパートである中国

筆者は一九九五年から一九九七年、世界銀行ワシントンDC本部に勤務した。本部にいると国や地域の違いが見渡せる。当時の組織構成で中国・モンゴル担当の東アジアII局農村社会開発課ジョー・ゴールドバーグ（Joseph Goldberg）課長の言葉を借りれば、「中国政府の世界銀行担当部署は、そこが世界銀行中国部を所有していると思っている」とでもいうような仕事の運び方であった。中国以外にもインドネシアがそうであった。世界銀行のスタッフは出身国のプロジェクトを担当できない規定があったが、言葉の問題で中国とブラジルは例外とされていた。プロジェクト立案、文書作成もすべて世界銀行のスタッフがしないといけないような、民族紛争や政権争いで状況や政府が不安定なアフリカ諸国の政府と違い、中国では政府にキャパシティがあり、彼らがすべて準備するので、世界銀行のスタッフは会議やプロジェクトに参加し、これが世界銀行のプロジェクトであると見せることに意義があるというようなことまで言われていた。これは極端な言い方であるが、確かに国によって仕事の運び方が違うようだ。また、政権が変わるたびに一からやり直しの国と違って、安定した中国ではプロジェクトがすすみ、短期間にプロジェクトリイクルが見られるということも言われていた。

国際機関の言語課題

多言語・多文化で行われる国際機関の仕事における言語課題について述べたい。筆者が、世界銀行で受けた研修で学んだ話を紹介しよう。世界銀行は、国連システムに入る一方、独立した国際金融機関であり、ワシントンDCに本部がある。途上国の貧困緩和を目的としている。一九九五年に総裁となったウォルフェンソン（James D. Wolfensohn）氏は分権化（Decentralization）の政策を打ち出し、一九九七年くらいからこの政策の進行が本格化されたが、この研修は一九九六年のものであった。世界銀行本部で使われる言語は、アメリカ英語すなわちロー・コンテクスト言語である。従って、文書作成のときには、伝えるべきことはすべてを書き込まないといけない。読み手や聞き手が行間を読み取ってくれると期待してはいけないのである。しかし、世界銀行のクライアントである被援助国の人々、世界の八〇％の人口は、ハイ・コンテクスト言語を話す。そこに、コミュニケーションの問題が生じる。被援助国に出張中は、ハイ・コンテクストのコミュニケーションができ、本部においては、ロー・コンテクストのコミュニケーションができることが成功の鍵といえる。ただし、やはり英語はできなければならない。

李前WHO事務局長の優先事項のひとつに、Multi-linguallismというのがあった。これは、英語を母国語としない日本人を妻とした韓国人の彼だからこそ打ち出せる政策となるはずであった。しかし、予算削減の折、公用語六つの刊行物をなかなか出せないWHOが英語以外の出版物を増加することは難しかった。中国語版においては、結局出版を中国が担っていることが多かった。また、ジュネーブで中国語に訳して出版すると費用がかさむ上に、在中国の専門家からすると専門用語の翻訳が不適切であったり、妙に古臭い言い回しで現代に即していなかったりして、結局やり直さなければならず、実際的問題も多々あった。

5　中国と周辺の国々

中国は一四の国と国境を接しており（図9－1）、善隣外交を重視している。旧ソ連の崩壊とCISの誕生で国境が開け、また、エネルギーを確保したいということもあり、交流や人の移動が増大している。鳥インフルエンザ対策などでは、WHOの担当地域が、マニラのWPRO、中央アジアを担当するコペンハーゲンのEURO、SEARO、パキスタンなどを担当するEMROなどに分かれるが、感染症は国境を越えるので、分権化されたWHO地域事務所の組織体系の分割により対策が遅れることがないように、その線引きをこえた対策が必要である。

また、東南アジアと地域を共有する中国南部において、各国との国境に生じる課題も重要である。特に、その地域では、昔から人の移動が行われているし、同じ民族や家族が国境を越えて生活している。二〇〇二年五月、当時WPROのエイズ担当であった藤田雅美医師（二〇〇六年現在、WHOベトナム事務所所属）とともに、雲南省のタイやミャンマーとの国境付近の農村にHIV／エイズの様子を視察に行った。この地域は、世界銀行の貧困や結核対策のターゲット地域ともなっており、Save The Children, OxfamなどのNGOのHIV／エイズ対策活動も盛んであった。海外のNGOは、やはり中国政府の置かれた首都北京から離れた雲南省のほうが活動が

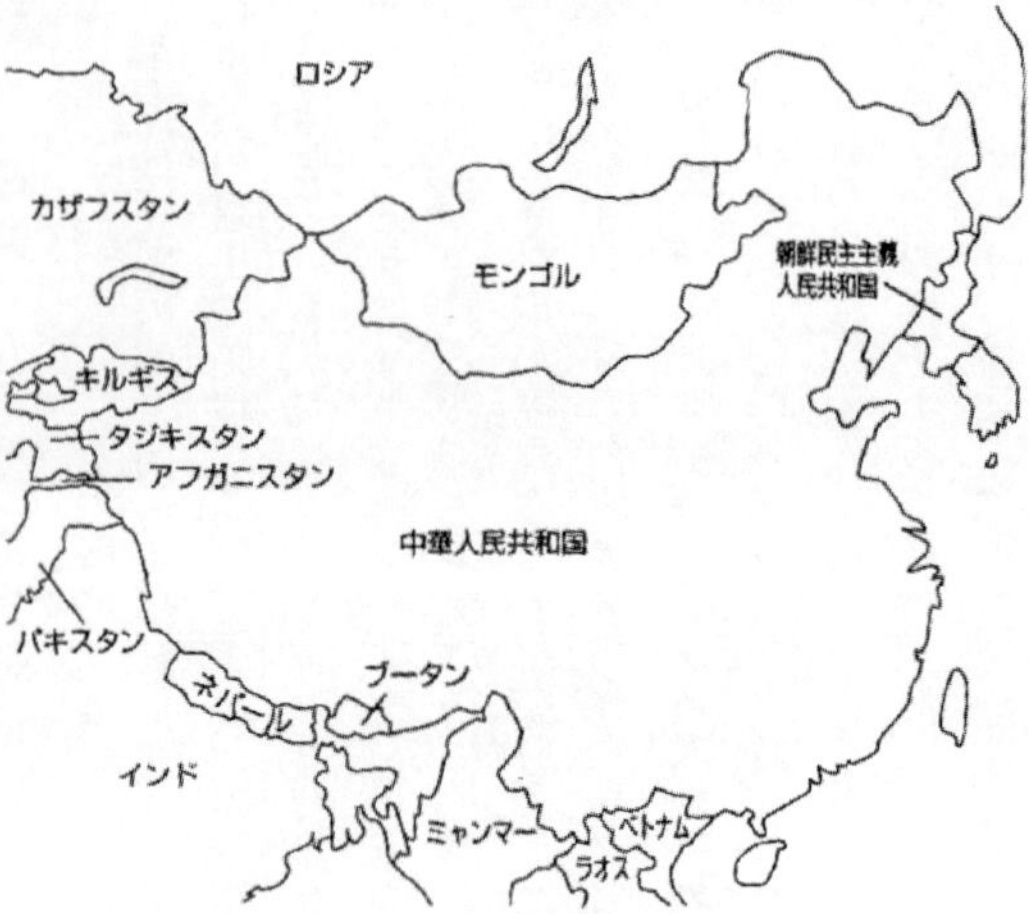

図9－1　中国と国境を接する国々

しやすいという側面と、対策を講じるべき問題がその地域にあるという両方の要因から地方に事務所をおいていたのであろう。

そこで訪ねた貧農の少数民族の男性たちは、中国人でなくミャンマー人の妻を持っていることが多かったので、「どうして同じ少数民族と結婚しなかったのか」と聞くと、「僕は貧乏だし、ミャンマー人女性のほうが安いから」という応えが返ってきた。これは、笑い話ではなく真剣な話で、結婚紹介にお金を払わないといけないということ、この地域では、中国人同士での結婚よりも、地域社会文化圏から生活をしていける結婚相手を捜す方が庶民には現実なのであろう。藤田氏は、マニラの前はタイ北部でＪＩＣＡのエイズプロジェクトに従事されておりタイ語がわかるため、雲南省のタイ族にタイ語で話しかけてみると、きちんと言葉が通じて返事がきた。雲南省の売春宿には、ミャンマー人女性たちも働いており、混血の子供を抱えたパキスタン人売春婦もいた。パキスタンからミャンマーに出稼ぎに出かけ、今度はさらに国境をこえて中国に移ってきたそうである。UNICEFなどは、国境をこえた人身売買の問題にも取り組んでいた。そこでは、HIV／エイズやSARS、鳥インフルエンザなどの感染症対策も重要である。

6　将来に向けての優先課題

中国における優先課題は、国際社会も注目する鳥インフルエンザやHIV／エイズなどの感染症であり、疫学が重要性を示す慢性病、傷害であるが、経済発展を優先し、環境破壊による健康への悪影響に関する課題も後回しにするべきではない。広大な土地の経済と社会開発の格差の改善、特に都市部と農村部の格差、保健医療制度の改善、経済発展を支える流動人口の健康保全など、多くの課題がある。しかし、政府にとっての比較的短期的に効果のみえる優先課題はグローバル化の時代、国際投資や貿易への影響など経済発展を妨げる脅威となる、そして国際社会での信頼に影響する感染症のコントロールであろう。

駐中国国連チームのMDG報告書二〇〇三年と、二〇〇五年に改定された中国外交部（外務省）との共同版を比較すると、大きな違いは、目標Ⅷ：開発のためのパートナーシップの構築である（表9－1を参照）。

南南協力（South-to-South Cooperation Framework）において、中国はブラジルやインドとともに途上国の大国として存在感を増している。二〇〇四年末の段階で、中国は世界の一二〇の途上国を支援している。そのうち、六五ヵ国には保健医療の分野で援助を行っており、一万八千人の医療従事者を現地の活動に送り込んできた。二億四千万人の患者がそれぞれの国で中国人医師の医療サービスを受けたことになる。また、中国―アフリカ協力フォーラム、中国―アラブ協力フォーラムが、中国のイニシアティブで設立された。ADBには、中国による貧困削減及び地域協力基金が設立され、二千万米ドルを拠出した。エイズ治療薬の生産のための技術移転をタイなどから受けたり、マラリア治療薬の供給でも南南協力を行っている。

中国政府がMDG報告書において強調しているのは、プライベートセクターと協力して、新しい情報技術（ICT）による福利が人民の手に届くようにすることであり、IT産業の発展促進を優先課題としている。

中国における電話の利用者は、二〇〇五年五月末で六億九、二〇〇万人に増加した。そのうち、固定電話の使用者は三億三、三〇〇万人で、一九八五年の三一二万人からは百倍以上に伸びており、年間でいうと二八％の成長率である。携帯電話は三億五、九〇〇〇万人で年間一〇九％の伸びである。二〇〇〇年、北京から寧夏省に飛行機で一時間とび、そこから車でほんの数時間農村部にいき、乾燥した峡谷をいけば、もう携帯電話の電波は届かなかった。そのような地帯が延々と続いた。ここで交通事故に遭ったらどうなるのだろう、ここで出産する妊産婦に緊急事態があればもう終わりだと思ったものであるが、電波の届く範囲も増加し、電話通信事情も急速に改善しているようだ。それは、中国市場を狙うNokiaなど海外電話会社からの投資が熱心であることも一因である。

インターネット利用者は、一九九八年の二一〇万人から、二〇〇五年四月には一億人に増加し、三、〇一〇万人がブロードバンドにアクセスしている。進んだ沿岸部では、e-government, e-business、遠隔教育にも利用され始めている。二〇〇四年末、中国政府は、"Village Telecom Project"を開始し、農村への電話など通信の発達を促進する方針を打ち出した。

広大な中国での通信網の発達は、健康問題にも重要である。緊急時の連絡はもちろんのこと、常時からの健康教育・知識普及にも役立つ。

中国のインターネットカフェ

中国のインターネットユーザーの数は、中国ネットワークインフォメーションセンターの発表によると二〇〇六年六月時点で一億二、三〇〇万人。いまだに増加が続いている。ただし中国は巨大な人口を抱える国であり、人口比では九・四%と一〇人に一人に満たない数字となる。都市部の利用率が一八%であるのに比べて、農村部の利用率は三%と格差は大きく、また東部沿岸部の利用率は一四・〇%であるが、中部六・五%、西部六・九%と地域間格差も顕著である。利用している回線種別ではADSLなどのブロードバンドの増加が著しく七、七〇〇万人に達し、アナログモデムは減少しており四、七五〇万人である。中国でもインターネット接続回線はブロードバンドが主役になろうとしている。

インターネットの普及著しい中国において、インターネットカフェ、つまり中国語でいう「網吧(wang ba：ワンバー)」は今やなくてはならない存在である。家庭へのインターネットの普及は進展しているが、多くの中国人にとってパソコンは気軽に買えるものではない。そのためパソコンの利用、インターネットの利用のためにはインターネットカフェは不可欠であり町の中心部にはたいていどこにでも見つけることができる。日本人の旅行者が中国のインターネットカフェを利用する場合、中国語を話すことができる場合はパスポートなどの身分証明を提示して簡単に利用することができる。

インターネットカフェは雑居ビルの地下や二階以上のフロアにあることが多い。薄暗く狭い階段を通り抜けて入店すると、店内はカーテンが閉めきられ暗い。喫煙が自由なので換気の悪い店では店内に煙が充満し、まるで喫煙所のような空気がただよっている。店員がいるカウンターではソフトドリンク類とスナックが販売されており、利用者はそれらを口にしながら長時間パソコンに向かい続ける。健康について考慮すると、お世辞にも良いとはいえない。この不健康といえる店内の傾向は地方にいくほど強い。オリンピック開催をひかえ、開発著しい北京などの大都市では改善がなされており、大通りに面した立地の良い店は照明が明るく、美しい。最近では政府による規制が厳しくなり、小中学校に近隣する店舗の立地制限や、店内の照明器具などの設備の規制、未成年者の利用制限などの規則が設けられている。中国に限らず韓国などでも店内の環境が劣悪なインターネットカフェがあるが、中国では政府による規制強化で改善が進んでいる。

インターネットカフェの利用者はもっぱら若者である。彼らがインターネットカフェで何をしているかというと、メッセンジャーソフトを使ったチャットやゲームである。ホームページの閲覧や電子メールの利用よりもメッセンジャーソフトの利用が圧倒的に多い。これは家庭からのインターネット利用でも同じで、パソコンを購入する理由はインターネットに接続してメッセンジャーソフトを使うため、というのが主流である。最も利用されているメッセンジャーソフトは中国産ソフトである「QQ」である。QQはマイクロソフトのMSNメッセンジャーとあわせて約八割のシェアを占める。QQの登録ユーザは五億ユーザを超え、QQのマスコットキャラクターであるペンギンは今や中国では有名キャラクターである。最近、中国を訪れたことがある人ならペンギンのキャラクターに見覚えがあるだろう。インターネットカフェのパソコンにはWebカメラが備わりQQのビデオチャットで遠方の友達の姿を見ながらネットゲームをしている。なかには遠方の恋人であろう異性との会話にいそしむ若者の姿も見かける。日本に留学中の中国人学生もQQを使い中国の故郷に住む家族や友人と連絡を取り合っている。外国に留学すると故郷との連絡は高額な国際電話を利用するしかないために寂しい思いをする、という時代は既に過去のもののようだ。

インターネットカフェは政府から規制強化を受け店舗数は減少している。コピーソフトの利用や、不正アクセスなどへの対応も強化されているようだ。政府の規制はインターネットカフェの立地や店内環境に向けたものだけではなく、インターネットの言論のコントロールにも向けられていることは周知の事実だ。これは日本人の視点からみると不便なことであるが、インターネットカフェでQQのビデオ画面に向かい恋人とのチャットに熱中する若い利用者を見ていると、そんな不便は「どこ吹く風」といった印象である。

（**大杉　卓三**：九州大学大学院比較社会文化研究院助教）

最後に、中国には国際レベルで洗練された専門家がたくさんおり、国際機関の専門家と対等に話せるだけでなく、中国の状況については彼ら以上によく理解している。国際機関の役割もそういった状況にあわせて変わっていく必要がある。それでも、国際社会を代表する国連の担うべき役割はあるはずであるし、そのあり方の模索は続くであろう。

注

＊1　報告書の英語原著は二〇〇一年、中国語翻訳は二〇〇二年に刊行された。日本語翻訳は、遠藤昌一・森亨の共訳で、日本公衆衛生協会より二〇〇七年一月刊行された。

＊2　予算はＲＢ（正規予算）とＥＢ（追加予算）に分けられる。ＲＢは、各国の経済力に合わせて決められた分担金を拠出するもので、日本はアメリカと並んで、ＷＨＯのＲＢ全予算の二〇％という最高額を拠出している。ＥＢは、その他に各国が自発的に追加で拠出するもので、使用目的や分野を指定することができる。こちらは、出すたびにありがたがられるし、交渉に使うこともできる。ＲＢは当然のごとく支払われ、ＷＨＯの基本的運営に使われ、ＥＢを支払うほどは目立たない。

参考文献

A Health Situation Assessment of the People's Republic of China（中華人民共和国衛生形勢評価）, UN Health Partners Group in China, 2005.

Advancing Social Development in China : Contribution to the 11th Five Year Plan（促進中国的社会発展中国「十一五」規則的箴言（二〇〇五年一〇月）中国の社会開発を促進するための国連中国事務所による中国への提言）, UN Country in Team China Occasional Paper Vol. 1, 2005.

China Human Development Report 2005 : Development with Equity, UNDP and China Development Research Foundation（中国人類発展報告二〇〇五　追求公平的人類発展　中国発展研究基金会及び国連開発計画）.

China's Progress Towards the Millennium Development Goals, 2003, UN System in China.

China's Progress Towards the Millennium Development Goals, 2005, Ministry of Foreign Affairs of the People's Republic of China and UN System in China.

Common Country Assessment 2004 : Balancing Development to Achieve, An All-Round Xiaokang and Harmonious Society in China, UN Country Team in China, 2004.

Country Cooperation Strategy : WHO China, Strategic Priorities for 2004-2008（世界衛生組織在中国的国家合作戦略：二〇〇四―二〇〇八　戦略優先領域）.

Implementing the New Cooperative Medical Schemes in rapidly changing China : Issues and Options,

世界銀行　http://www.worldbank.org/
世界銀行東京事務所　http://www.worldbank.org/japan/jp

あとがき

九州大学アジア総合政策センター（以下、センター）から本書執筆の機会をいただき、いつか中国について書きたいという夢がかなうことになった。中国との仕事上の付き合いは一〇年に及ぶこともあり、書き出せば、つぎつぎと書きたいこと、書くべきこと、もっと調べなおさなければいけないことが出てくる。その結果、収拾がつかなくなってきたため、割愛したテーマも少なくない。しかし、何とか一冊の本にまとめることが出来たのは、センターと九州大学出版会の皆様のご協力があったからである。とくに、岡崎智己元センター長、松川耕三国際協力推進室係長にお世話になった。センター兼任の原寿郎九州大学大学院医学研究院小児科教授、清水展九州大学大学院比較社会文化研究院教授（二〇〇六年一〇月より京都大学東南アジアセンター）、山下邦明九州大学大学院言語文化研究院長の支援と励ましに感謝している。手際よく出版準備をすすめていただいた叢書担当玉好さやか氏・センター准教授小川玲子氏をはじめセンターの皆様、九州大学出版会の奥野有希氏のご尽力に深くお礼を申し上げたい。

中国の保健開発の仕事に携わるきっかけとなり、その後も長くつきあっていくモチベーションとなったのは、世界銀行の中国における保健開発プロジェクトのタスクマネージャーであったジャネット・ホーネン（Janet Hohnen）医学博士と、衛生部国際課のカウンターパートの長であり、後にWHOの事務局長顧問になられた劉培劉（Liu Peilong）氏との出会いが大きい。

一九九五年六月、世界銀行に入行した時、私が配属されたのはアジア技術局というところであったが、機構再編成のとき、各地域にある技術局が、役割が研究センターと重複しているなどの理由で消滅していった。アジア技術局も例外ではなかった。その時、中国を扱う東アジアII局に移動することにした理由は、中国という国が世界銀行のオペレーションサイクルを体験するには理想的なしっかりしたカウンターパートでありプロジェクトが進むこと、そして中国が重要国であることなどもあった。また、異動の際にはやはり自分の直属の上司となる人の人柄を見て選択するようにと西水美恵子南アジア担当副総裁（当時）にアドバイスを受けた。当時、話のあったいくつかの部局を検討したが、ホーネン女史がもっとも信頼の置ける人柄であるとも他の同僚たちからアドバイスを受け、中国担当に移動することに決定した。ロンドン留学中も、衛生熱帯医学院（LSHTM）学長を訪ね、世界銀行の保健プロジェクトなどについて議論した際、背の高い金髪の彼女が、背の低い黒髪の私を「順子は娘のようなものだ、よろしく頼みます」と、頼んでくれた。私が、WHOに移ってからも、中国の農村を一緒にミッションでまわったこともあった。

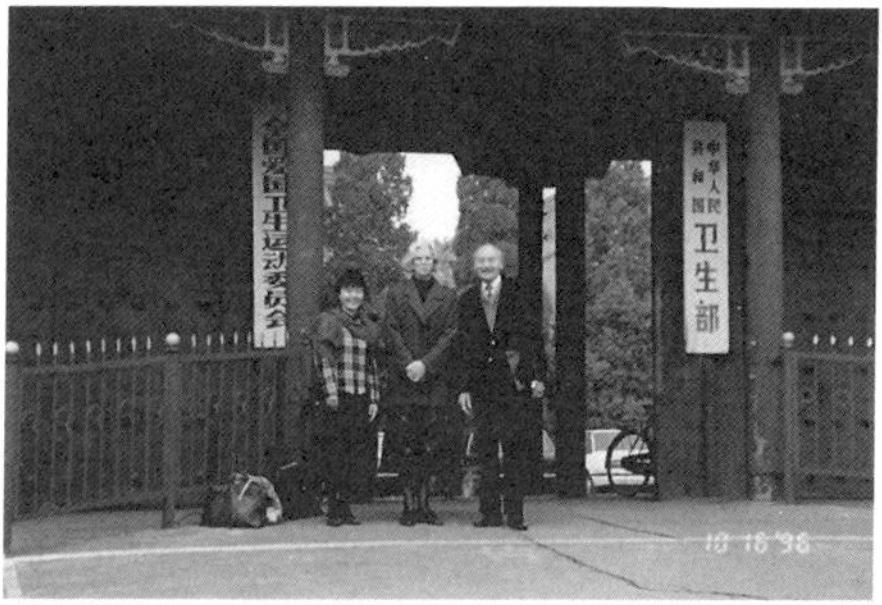

写真　旧中国衛生部玄関にて（1996年）。筆者（左），ホーネン女史（中），デ・ガイント（Willy de Geyndt）氏（右）。世界銀行―衛生部の協議を終えて

写真は、后海（Houhai）に面した美しい旧衛生部である。現在は、西直門に高く聳え立つ高層オフィスビルに移転したが、世界銀行のカウンターパートである国外貸款課（FLO）はこちらに残った。旧衛生部の隣は宋三姉妹の宋慶鈴の故居で博物館となっており、助成基金のチャリティーパーティの会場となることもあった。私も、後にWHO代表でこのイベントに出たこともあった。

もう一人、私に影響を与えた劉氏は、カリスマ性のある真面目なリーダーで、中国衛生部の部下たち皆から大変慕われていた。また、世界銀行やWHOの職員、そしてコンサルタントたちからも尊敬の念を持たれており、中国との交渉が難しいときでも、「劉氏と仕事をできただけでもよかった」という感想をよく耳にした。私の北京でのフランス語の老師（先生）は、劉氏とは中国政府によって共に官費留

学一期生として派遣されパリの大学に留学した女性であったが、彼は十代の少年のときから、優秀で、真面目で、思いやりがあり、同級生皆からも大学の先生からも信頼されていたと話してくれた。世界銀行のコンサルタントには、ジョンズホプキンス大学の公衆衛生学修士で、劉氏と同級生だったというアメリカ人もいたが、彼も劉氏の人格を大変尊敬していた。その人生では想像もつかない苦労もされたようだが、それであきらめることはなかった。WHO中国代表ヘンク・ベカダム氏の言葉を借りれば、「どんな退屈な会議でも、劉氏がいれば、たちまち大変興味深いワクワクする会議にかわる」。衛生部の組織をよく理解し、物事を動かすには彼に相談すればすぐ解決するという仕事ぶりであった。また、本来、学者肌で、疑問を持ち、追求し、初心に返って課題に真摯に取り組む姿からは、多くのものを学んだ。

中国と仕事をするにあたっては、中国の研究者たちもプロジェクトにコンサルタントとして招かれるが、数え切れない専門家たちからも多くを学んだ。一人ひとりの名前をここであげて感謝を述べることはできないが、一緒に何かを作り上げていく喜びを分けてもらった。そして、国際機関に勤務する中国人スタッフにも多くを教えられ助けられた。特に、WHO中国代表事務所で、慢性病や禁煙など非感染症対策のパートナーであった呉岩瑋（Wu Yanwei）女医、環境衛生のパートナー毛吉祥（Mao Jixiang）氏、栄養改善のパートナー張萍萍（Zhang Pingping）女史に深く感謝したい。そして経理や事務、秘書、運転手、阿姨（お手伝い）さんなど、日々の仕事と生活を支えてくれた皆に感謝したい。

また、北京では、日本大使館、ＪＩＣＡ事務所、ＪＢＩＣ事務所、他の国際機関の邦人たちも心強いネットワークであった。本書の刊行準備に当たり、中国で一緒に働いてきた方々にもコラムの執筆をお願いし、多忙の中から協力いただき感謝している（署名のないコラムは筆者による）。私の知識と経験不足を補っていただけたのではないかと思う。また、厚生労働省から日本大使館に同時期いらした込山愛朗書記官や厚生労働省大臣官房国際課の迫井正深課長補佐（当時）らにも大変お世話になった。

最初に中国への赴任を希望したのは、ハーバードの修士論文の指導教官であり、ハーバード国際エイズセンターの上司であったダニエル・タラントラ（Daniel Tarantola）医学博士が、ＷＨＯキャリアをカントリーオフィスからはじめるよう、それも中国オフィスからはじめることが出来れば理想的であるとアドバイスしてくれたためである。彼は、「本部には初めから来ないように。カントリーオフィスのポストがとれないなら、ＷＰＲＯ地域事務所にしなさい」と現場重視のアドバイスをくれた。彼は、国境なき医師団（ＭＳＦ）というＮＧＯのスターティングメンバーでもあり、フィールドを経験した後、ＷＨＯでの長年のキャリアを積んだ人であった。その後、ブルントラント医学博士がＷＨＯ事務局長に就任するに際し内閣入りのため呼び戻されたのであった。無謀にもハーバード留学に飛び出し、右も左もわからない劣等生であった私を拾ってくれたタラントラ医学博士との出会いによって私の人生は救われ導かれることが多々あった。

私にとってはじめての中国訪問は、一九八七年八月であった。家族と一緒に上海に入り、鉄道で南京へ、そして北京に飛んで抜ける旅だった。当時、大学生であった。このとき撮った写真を見ると、笑顔を見せているが、実はひどい食あたりで大変つらく、それでもここまできて万里の長城を見ないわけにはいかないと頑張っていた。全員が、夜更けに腹部の激痛に襲われ、黒い固い便通が一回あったあとは、一変して、ひどい下痢になるという同じ症状に苦しんだ。大阪での臨床の合間に、よくバングラデシュやフィリピンで最も貧しいというネグロス島など、途上国の医療活動にでかけていた父だけが、免疫があったのか、ケロッとしていた。菜食家もあたらなかったので、原因は、前日の南京の夕食宴会で出たお肉であろう。場所は、旧アメリカ総領事館であったホテルで、当時の南京では一番いいホテルであった。

広大な中国には、こんな所もあったのか、こんな風景もあったのか、と驚くことも多く、いつか愛する中国の本を書いてみたい、その時に役に立つであろうと頑張っていろいろ写真を撮ったつもりであったが、まだデジカメがなかった時代でもあり、度重なる引越しの過程で、多くの写真とネガを失ってしまった。本書の刊行準備に際し、あの写真を使いたいと思いながら、探しても出てこなかったものも少なくないのは、せっかくの出版の機会を得たにもかかわらず、残念である。しかし、中国の各地で出会った風景や人々は、私の心の中に生き続けている。

二〇〇四年四月、WHO中国代表事務所を去り、ジュネーブ本部に移ったのは、キャリアの上ではいいタイミングであったと思うが、個人的には、北京を去るのがとても心残りであった。これからも、毎年一回は中国に戻ってこようと思いながら引越し作業をした。

北京からジュネーブに移った私は、久しぶりのヨーロッパでの生活を楽しみながらも、中国が恋しかった。なんとかまた戻る方法はないものかと思っていたところ、九州大学からオファーをいただき、地図で福岡を見るとなんと中国のすぐ近くではないか。世界銀行などのキャリアアドバイザーからも、海外の経験を活かして、日本に戻ってさらにまだ何かできる年齢で帰国しなさいとアドバイスを受けていたこともきっかけとなった。九州大学に赴任してみると、つぎつぎと中国や中央アジアと関わる機会を得ることができたのは、幸いである。

さいわい、二〇〇五年には、中国政府の奨学金をいただいて、北京でひと夏過ごすことができた。もうWHOスタッフでなくなった私にも、元同僚たち、中国語の老師たち、衛生部のカウンターパート、阿姨さん、多くの友人が、会いに来てくれたり、食事に連れ出してくれた。二〇〇六年春にもまた、センターの平成一七年度政策提言支援事業でカザフスタンと中国シルクロードを訪れる機会が与えられた。九州大学に就職できてなんと幸運であっただろう。さらに、文部科学省科学研究費で平成一八年度から二〇年度「質的研究手法の研究―英語質的データ分析ソフトの日本とアジアコンテクストへの応用」に採択され、中国の研究者たちを招へいすることができ、二〇〇七年にはこちらが中国に行くことになった。九州大学P&P（教育研究プログラム・研究拠点形成プロジェクト）にも採択されて、中国を含むシルクロード諸国の社会開発について研究していくことになった。

中国から続く世界でたいへんワクワクしながら、また苦労しながらも調査研究を開始している。これからも、継続して、魅力あふれる中国と付き合っていきたい。

二〇〇七年　桜の頃

九州大学六本松キャンパスにて

大谷順子

〈著者略歴〉

大谷順子（おおたに・じゅんこ）

九州大学大学院言語文化研究院および人間環境学府・准教授。九州大学アジア総合政策センター・協力教員。専攻は，国際保健・人口学，社会開発学，社会学。

大阪大学歯学部卒。ハーバード大学修士課程修了。MPH（国際保健）およびMS（人口学）。ロンドン大学衛生熱帯医学大学院（LSHTM）・経済政治大学院（LSE）修了。Ph. D.

ハーバード国際エイズ政策センター，米国連邦政府疾病予防管理センター（CDC），㈶結核予防会結核研究所国際協力部・WHO協力センターを経て，1995年世界銀行に日本人初の保健専門家として入行。2001年4月世界保健機関（WHO）中国代表事務所駐在の初の日本人職員として北京に赴任。2004年4月WHOジュネーブ本部でのWHO／UNAIDS課勤務を経て，2005年4月より現職。

著書：『事例研究の革新的方法―阪神大震災被災高齢者の五年と高齢化社会の未来像―』九州大学出版会（単著，2006年），『質的データの扱い方―実践的ガイド―』北大路書房（共訳著，近日刊行予定）。

〈九大アジア叢書8〉

国際《こくさい》保《ほ》健《けん》政策《せいさく》からみた中国《ちゅうごく》

――政策実施の現場から――

2007年5月31日　初版発行

著　者　大　谷　順　子

発行者　谷　　隆一郎

発行所　(財)九州大学出版会

〒812-0053 福岡市東区箱崎7－1－146

九州大学構内

電話　092-641-0515（直通）

振替　01710-6-3677

印刷／九州電算㈱・大同印刷㈱　製本／篠原製本㈱

 ISBN 978-4-87378-942-2

「九大アジア叢書」刊行にあたって

九州大学は、地理的にも歴史的にもアジアとのかかわりが深く、これまでにもアジアの研究者や留学生と様々な連携を行ってきました。また、「アジア重視戦略」を国際戦略の重要な柱として位置づけ、アジア研究を推進すると共にアジアの歴史や文化、政治や経済などを学ぶ各種の学生交流プログラムを促進しています。

グローバル化が進むアジア地域は、経済格差、環境問題、人権問題や民族間の対立などの地球規模の課題が先鋭的に表れる一方、矛盾や対立を乗り越えるための様々な叡智や取り組みが存在しています。このような現代社会の課題に対して、九州大学の教員には、それぞれの専門分野での知見を深めつつ、国境や分野を越えて総合的に問題解決に挑んでいくことが期待されています。

九州大学アジア総合政策センターは、これまでのアジア総合研究センター（KUARO）を発展的に改組し、現代のアジアを総体的に捉え、政府、地方自治体、企業、市民社会に対して開かれた新たな知的拠点の形成を目指して二〇〇五年七月に設置されました。アジア総合政策センターでは、これまで出版されてきたKUARO叢書を受け継いで、アジアに関する研究成果を分かりやすく紹介するために「九大アジア叢書」を刊行いたします。

二十一世紀、九州大学がアジアにおける知のリーダーシップを率先して発揮し、アジアの研究者とネットワークを形成することで、日本を含めたアジア地域の平和と持続的発展に貢献することを切望してやみません。

二〇〇六年三月

九州大学総長　梶山千里

KUARO叢書

（表示価格は本体価格）

1 アジアの英知と自然
——薬草に魅せられて——

正山征洋 著

新書判・一三六頁・一、二〇〇円

今や全世界へ影響を及ぼしているアジアの文化遺産の中から薬用植物をとりあげ、歴史的背景、植物学的認識、著者の研究結果等を交えて、医薬学的問題点などを分かり易く解説する。

2 中国大陸の火山・地熱・温泉
——フィールド調査から見た自然の一断面——

江原幸雄 編著

新書判・二〇四頁・一、〇〇〇円

大平原を埋め尽くす広大な溶岩原。標高四、三〇〇mの高地に湧き出る温泉。二〇〇万年以上にわたって成長を続ける巨大な玄武岩質火山。一〇年間にわたる日中両国研究者による共同研究の成果を、フィールド調査の苦労を交えながら生き生きと紹介する。

3 アジアの農業近代化を考える
——東南アジアと南アジアの事例から——

辻　雅男 著

新書判・一四〇頁・一、〇〇〇円

自然依存型農業から資本依存型農業へ。アジアの農業・農村の近代化の実態を生産から流通の現場に立ち入り解明するとともに、農業近代化がアジアの稲作農村共同体に及ぼす影響を考察する。

4　中国現代文学と九州
――異国・青春・戦争――

岩佐昌暲　編著

新書判・二五二頁・一、三〇〇円

九州に学び、文学の道を歩んだ中国人留学生、大陸や植民地で執筆活動をした九州出身作家、激動の時代を背景に、彼らの生の軌跡を追う。

5　村の暮らしと砒素汚染
――バングラデシュの農村から――

谷　正和　著

新書判・二〇〇頁・一、〇〇〇円

ガンジス川流域の広い地域で起こっている地下水の砒素汚染について、NGOとともに実際に調査・対策に取り組んできた著者が、環境人類学の視点から、持続的かつ効果的な援助のあり方を考える。

（第10回国際開発研究　大来賞受賞）

九大アジア叢書

6　スペイン市民戦争とアジア
――遥かなる自由と理想のために――

石川捷治・中村尚樹　著

新書判・一八二頁・一、〇〇〇円

七〇年前に市民が人間の尊厳と自由を守るために立ち上がったスペイン市民戦争。今日のスペイン・ルポとともに、これまで注目されてこなかった、日本をはじめアジア諸国の人々との関連を明らかにする。

7

緒方一夫・矢田脩・多田内修・高木正見 編著

昆虫たちのアジア

——多様性・進化・人との関わり——

新書判・二一六頁・一、〇〇〇円

圧倒的な多様性を誇る昆虫を通じてアジアの自然史を紹介する。熱帯アジアのチョウ類、中央アジアのハナバチ類等に関連した多様性と進化の観点からの話題と、害虫とその天敵による防除などの人々の暮らしについての話題を取り上げる。